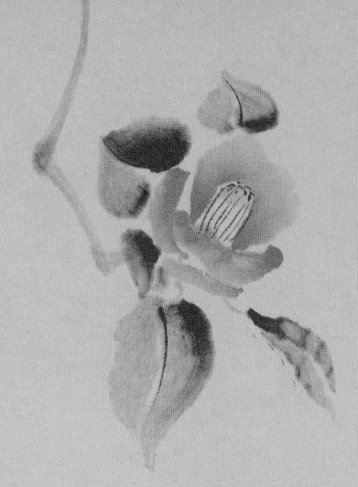

좋은 인간관계를
위해서는
먼저 사람을 알고
준비해야 한다.

사상의학과
처세술

책머리에

사람이란 한자의 "사람 人"자가 보여주듯 혼자 존재하는 것이 아니고 서로 기대어 존재한다. 사람들과 더불어 서로 기대어 살아가는 것이 "사람의 삶"이기에 사람들과의 관계가 "삶 자체"라고 할 수도 있다. 그런데 이러한 "삶 자체"를 즐겁게 하기 위해서는 무엇이 필요할까? 사람들과의 관계가 "삶 자체"이기에 무엇보다도 사람들과의 인간관계가 좋아야 할 것이다.

좋은 인간관계는 상대방이 나를 좋아할 때 형성된다. 어떻게 하면 상대방이 나를 좋아하게 만들 수 있을까? 어떻게 하면 상대방의 마음을 사로잡아 내 사람으로 만들 수 있을까? 현명한 사람이라면 먼저 상대방이 어떠한 사람인지를 알려고 노력할 것이다. 그리고는 상대방의 마음을 사로잡기 위한 준비를 할 것이다.

필자는 20대 청년장교 시절 우연한 일을 계기로 사상의학(四象醫學) 관련 서적을 접하게 되었다. 이후 35년 가까이 군에서 간부로 살아오는 동안 "사상의학 이론"을 통해 사람들을 이해하고 좋은 대인관계를 유지하는데 큰 도움을 받았다. 사상의학에서는 체형·심성·재능 등에 따라 사람을 크게 태양인(太陽人)·태음인(太陰人)·소양인(少陽人)·소음인(少陰人)의 네 가지 체질로 구분하여 선천적인 특성들을 제시하고 있는 데, 이 이론을 만나는 사람들에게 적용하였더니 상대방을 이해하는데 크게 도움이 되었음은 물론 더 나아가서 좋은 대인관계를 유지할 수 있었다. 즉 가장 가까운 가족에서 부터 조직 내의 상관이나 동료·부하들과 교제함에 있어 상대방을 객관적으로 이해할 수 있었다. 그리고 상대방을 이해하는데 보다 너그러워질 수 있었다. 예를 들면 친구 중에 한 사람이 자신에게 좀 언짢은 행동을 했다고 하자. 그런데 그 친구의 행동을 선천적 체질특성과 관련해 이해한다면 "아! 어쩔 수 없는 일이 구나!"하고 쉽게 언짢은 마음을 지울 수가 있는 것이다. 상관에게 보고할 때도 그의 체질을 고려하여 그가 좋아하는 스타일로 한다면 분명히 원하는 성과가 있을 것이다. 부하 직원에게 일을 시킬 때도 그의 체질을 고려하여 그에 부합하는 일을 시킨다면 역시 좋은 결과를 얻을 수 있을 것이다.

필자는 사람을 대함에 있어 상대방을 명확하게 알기 위해 사상의학 기본이론을 활용하는 방안을 체계적으로 정리하고자 하였다. 사람들은 동일한 사안이나 사물에 대해서도 체질에 따라 그 느낌, 즉 감정·생각·판단·태도 등이 다르기 때문에 반응도 차이가 난다. 상대방으로부터 원하는 결과를 얻어내고자 할 때 그의 반응을 예측할 수 있다면 적절하게 대응할 수 있지 않을까?

사상의학 이론을 대인관계에 적용하려면 먼저 사상의학의 변증론(辨證論)에 근거하여 자신은 물론 상대해야 할 상관이나 부하·동료들의 체질을 나름대로 식별해야 한다. 다음은 식별한 체질에 의해 상대방의 심성·재능 등의 특성을 예측하고 원하는 효과를 얻기 위해 가장 적절한 방법으로 상대방과 교제한다면, 분명히 큰 효과를 거둘 수 있을 것이다. 예를 들자면 소음인 상관에게 보고할 때는 설령 상관의 주장이 맞지 않아도 가능한 한 그의 의견에 반대를 하지 않는 것이 좋다. 소양인 상관에게 보고할 때는 자기주장이 옳다면 소리 지른다고 기죽지 말고 자신 있게 보고를 하되 자신이 틀렸다고 판단이 되면 솔직하게 잘못을 시인하는 것이 좋다. 태음인 상관에게 보고할 때는 자신 있는 태도로 성실하면서도 전문가답게 보이는 것이 좋다.

부하를 대함에 있어서도 소음인 부하에게는 중요한 대사를 논하기 보다는 섬세함이나 치밀함이 요구되는 업무를 맡기는 것이 좋다. 소양인 부하에게는 상관으로서 의리를 지키되 순간적인 재치나 사교성이 많이 요구되는 일을 시키는 것이 좋다. 태음인 부하에게는 긴급을 요하는 일보다는 장기간 신중하게 집념과 끈기를 가지고 추진해야 하는 일을 맡기는 것이 좋다. 태양인 부하에게는 기획이나 연구직, 혹은 성과위주의 일을 시키는 것이 효과적이다.

이처럼 상대방의 특성을 잘 활용한다면 하고자 하는 일의 효과를 두 배, 세 배 거둘 수 있을 것이다. 필자는 그 방법을 제시하기 위해 이 글을 쓰게 되었다. 또한 먼저 자신에게 적용하여 자기의 체질을 정확하게 판단하고, 자신의 타고난 기질적인 특성(장·단점)을 객관화하여 이해하고 수용한 다음, 타고난 체질을 바탕으로 적절한 자기관리를 한다면 자신의 인격도야는 물론 건강을 유지하는데 큰 도움이 될 것이다.

체질식별 방법은 사상의학을 접한 후 체질 변증과정에서 발견한 이론을 정리한 필자의 또 다른 저서 『사상, 사상의학, 사상의학의 한계와 보완』에 제시한 사상체질을 각각 둘로 세분하여 식별하는 방법을 채택하였다. 글의 구성은 총 3부로 하였다. 먼저 1부에서 사상의학에 대한 이해를 돕기 위해 이론을 간략하게 설명하고 이제마 선생의 생애와 사상, 사상의학의 특징을 기술하였다. 2부에서는 사상체질 식별방법을 서술하였으며, 3부에는 체질별 좋은 인간관계 형성 방법을 언급하였다. 독자들은 먼저 사상의학적 관점에서 그 동안 자신이 알고 있는 자신의 성정을 객관화하여 각각의 사상체질별 천부적인 성정과 비교해 볼 수 있을 것이다. 다음은 자신의 체질이 어디에 해당하는지 판단해 보고 체질별 상황에 따라 나타나는 반응을 확인하게 될 것이다. 그렇게 된다면 자신의 언행 특성은 물론 살아오는 과정에서 납득이 되지 않았던 다른 사람들의 반응에 대해서도 이해할 수 있게 될 것이다. 그리고 마침내는 이제 타인에게 눈을 돌려 주위 사람들의 체질을 식별해 보고 사상인의 한 사람으로서 상대방 체질에 적합한 방법으로 대인관계를 구축할 수 있을 것이다. 필자는 사상의학을 활용한 자기관리와 처세술이 원만하지 못한 인간관계 때문에 오늘도 하루하루를 피곤하게 살아가는 삶에 조금이라도 도움이 되기를 간절히 바란다.

2008년 7월 건국대학교 연구실에서

신 보 현

목차

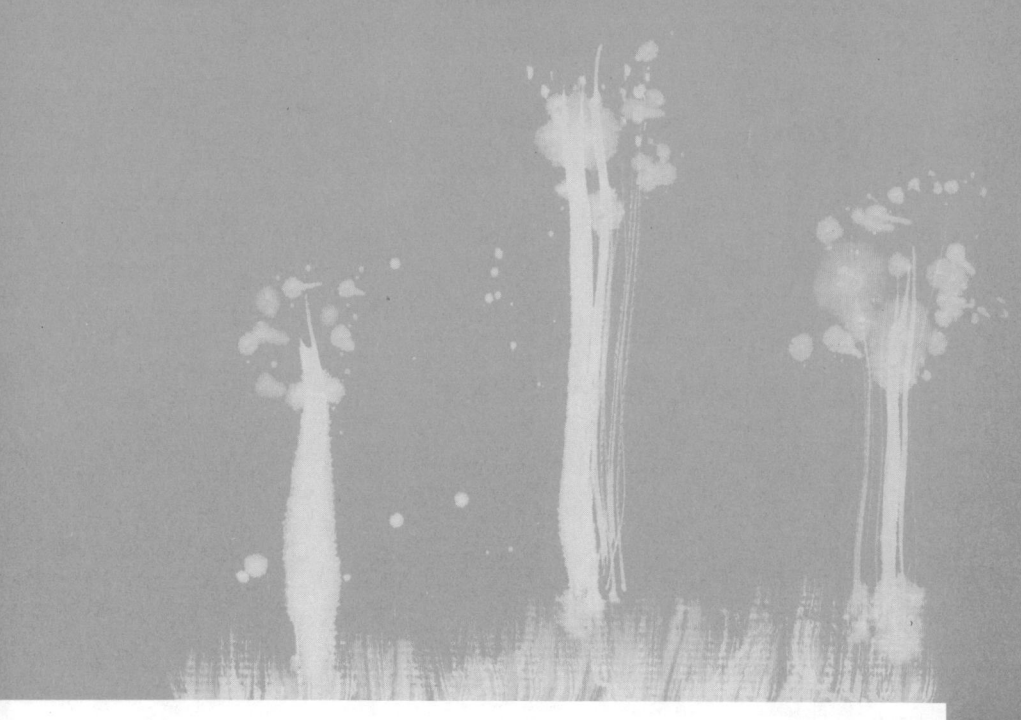

사상의학의
이해

P A R T

1

1 사상의학이란?

사상의학은 조선의 국운이 극도로 쇠퇴했던 19세기말 이제마(李濟馬) 선생이 "병에 따라 약을 달리 써야 한다."는 수천 년 동안 전통적으로 계승되어 온 당시의 한의학 기본개념에 상반되는 "사람 체질에 따라 약을 달리 써야 한다."는 새로운 개념을 적용하여 제창한 우리 고유의 의학체계이다. 그 내용의 골자는 "사람은 선천적으로 장기 중 폐비간신(肺脾肝腎)[1]의 대소(大小)에 따라 폐가 크고 간이 작은 태양인(太陽人), 비장이 크고 신장이 작은 소양인(少陽人), 간이 크고 폐가 작은 태음인(太陰人), 신장이 크고 비장이 작은 소음인(少陰人)으로 구별되는 사상체질(四象體質) 중 하나를 체질로 하여 태어나는데 이는 후천적으로 바뀌지 않으며, 체질이 다르면 일상에서의 대처 방법도 다르고, 나타나는 병증도 다르다."는 것이다. 다시 말하자면 사람은 선천적으로 편대장(偏大臟)과 편소장(偏小臟)이 서로 다른 사상체질 중 하나로 태어난다. 이 체질별 장부의 대소 특징이 실마리가 되어 용모사기, 체형기상, 성질재간, 성정, 소질, 평상시의 섭생 특성 등이 체질별로 다르게 나타난다. 그래서 질병을 치료하는 방법도 달라야 하며 섭생도 달라야 한다. 그리고 평소 수양해야 하는 내용도 달라야 한다는 것이다.

이러한 체질은 하늘로부터 물려받은 것이기 때문에, 사람은 자기 체질의 특성을 잘 파악하여 하늘로부터 물려받은 사람으로서의 본질적인 것을 보존하고 추구해 나가는데 정성을 다해야 한다. 사람이 하늘로부터 물려받은 바에

---

1) 폐 · 비장 · 간 · 신장

따라 그 마음을 보존하여 그 성(性)을 기르고 그 몸을 닦아 천명(天命)에 순종하면 장수를 누릴 수 있다. 하지만 마음을 보존하지 못하고 몸을 닦지 못하면 병을 앓게 된다. 또한 타고난 체질에 따라 나타나는 병증도 다르고 약물에 대한 반응도 다르다. 따라서 병을 앓게 될 경우에는 그 성정(性情)을 바로 잡으면서 체질에 맞는 약물을 복용하는 것이 중요하다. 이 내용은 이제마 선생이 쓴 사상의학의 원전인 『동의수세보원(東醫壽世保元)』의 요지이다. 이제마 선생의 가르침에 따라 체질을 분류하고 일상에서의 정도를 찾으며 병증을 파악하고 그에 맞는 약물을 복용하게 하는 학문이 사상의학인 것이다.

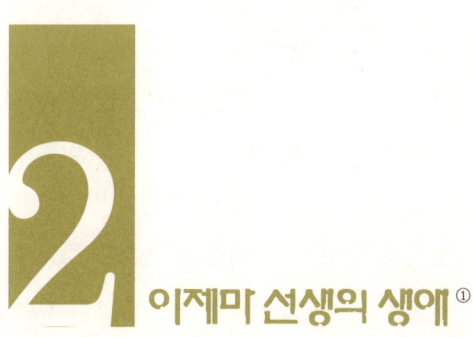

2 이제마 선생의 생애 ①

사상의학의 창시자 이제마 선생은 헌종 3년(1837년) 음 3월 19일 함경도 함흥에서 진사 반오(攀五)의 넷째부인 소생으로 태어났다. 본관(本貫)은 전주(全州)이고, 호는 동무(東武)이며, 함흥의 반룡산 이름을 따서 반룡산노인(盤龍山老人)이란 별호도 가지고 있다. 그에 관한 여러 기록에 의하면 그가 비범하였음을 알 수가 있다. 이제마 선생의 유년기 헌종연간(1834~1863)의 조선은 당쟁과 세도정치에 휘말리면서 유학의 기본 정치 이념인 왕도정치는 사라지고 국운이 기울대로 기울은 시기이었다. 그의 부친이 문·무양과에 급제하여 20대 약관으로 진사가 됨으로써 그의 집안은 그 지역의 명문으로 알려지게 되었다. 그러나 그가 13세 되던 해에 그에게 항상 큰 위안이 되어 주셨던 부친과 조부가 세상을 떠나게 된다. 그 후 이제마 선생의 청년기에 대해서는 명확하게 알려지지 않고 있다. 일설에 의하면 조부 별세 후 가출하여 함경도에서 연해주 일대까지 유랑을 하면서 방황하던 중 20세경부터 의주 지역의 부호인 홍초당(洪草堂)의 집에서 기거하면서 내외(內外)의 진서(珍書)를 탐독하였고, 전남 장성에서 리우위론(理優位論)을 견지하였던 유학자 기정진(奇正鎭; 1798~1879)을 찾아가 학문을 익혔다고 한다.

그러한 이제마 선생은 40세가 되는 1876년(고종 13년)에 무과에 등용되어 관료로서의 길을 걷게 된다. 50세(1886년)에 진해현감 겸 병마절도사에 제수되어 재직하다가 54세(1890년)에 관직에서 물러나 상경하였다. 60세에 최문환의 난을 평정하여 정삼품 통정대부 선유위원에 제수된다. 그 이듬해부터 고원군수로 재직한 후 62세(1898년)에 모든 관직에서 물러나 고향인 함흥의 만세교 부근에서 보원국(保元局)이라는 한약방을 경영하다가 64세가 되는 1900년 음 9월 21일 오시에 문인 김영관의 집에서 세상을 떠났다. 그는 관료생활을 하면서 나이 44세(1880년)에 『격치고(格致藁)』 집필을 시작하여 57세(1893년)에 완성하였으며, 그해 7월부터『동의수세보원』집필을 시작하여 58세가 되는 이듬해(1894년) 4월에 완성하였다. 『제중신편(濟衆新編)』은 59세(1895년)에 고향 함흥에 내려가 쓰기 시작하여 61세에 완성하였다.

이제마 선생의 집필에 대해 송일병 교수는 "이제마 선생은 일생을 통해서 『격치고』, 『동의수세보원』, 『제중신편』의 3권의 책을 저술하였다. 44세부터

57세까지 일생의 장·노년기를 통해서 『격치고』를 저술하여 그의 철학적 기틀을 완성하였고, 59세에 『동의수세보원』을 저술하여 이제까지 그가 완성한 철학적 바탕을 기반으로 새로운 사상의학을 창안하였으며, 62세에 『제중신편』을 지어 그 철학적 바탕에 입각해서 살아가는 생활의 지혜를 제시하고 있다.”고 평가하고 있다.[2]

3 이제마 선생의 사상

■ 이제마 선생의 저서와 그에 대한 평가

이제마 선생의 사상을 조명해 보기 위해 먼저 그의 저술활동을 살펴보자. 위에서 언급한 대로 이제마 선생은 먼저 유교 철학서인 『격치고』를 13년이나 걸려 집필하였고, 사상의학의 원전인 『동의수세보원』은 1년도 안 되는 기간에 완성하였다. 그 후 건강한 생활의 지침서라고 할 수 있는 『제중신편』은 3년 정도 걸려서 완성하였음을 알 수 있다.

여기서 주목할 만한 사실이 있다. 즉 유학적 철학사상을 새로이 정립한 『격치고』는 장장 13년이나 걸려서 완성하였는데 반해 사상의학의 원전인 『동의수세보원』 집필에는 채 1년도 안 걸렸다는 점이다. 선생은 유학자로서 유학의 기본이념인 "지인정기(知人正己)", "수기치인(修己治人)" 방법을 연구하는 과정에서 사상의학을 정립한 것으로 볼 수 있는 대목이다. 즉 처음부터 의학체계 정립을 위하여 연구한 결과 사상의학이 만들어진 것이 아니라는 얘기가 된다. 기존 한의학자들과 달리 유학자의 한 사람으로서 "수기치인" 방법을 찾다보니 사람마다 심성의 표출이 같지 않아 "수기치인"방법 역시 달라져야 할 필요성을 알게 되었고 몸과 마음을 닦아 유학의 정신을 실천하려고 정립한 것이 의학이 된 것이다. 또한 "격치고"의 첫째 권이 유학을 요약한다는 뜻의「유략(儒略)」인데 이를 두고는 이제마 선생의 원래 의도는 사상의학을 만들려고 한 것이 아니라 사상철학을 만들려고 했다고도 볼 수 있다. 그렇게 하여 만들어진 사상철학 체계를 가지고 새로운 개신 유학을 전개하려고 보니 인간의 본질은 무엇인가? 인간이 추구해야 하는 삶의 목표는 어때야 하는가? 인간이 삶의 과정에서 지켜야할 도리는 무엇인가? 하는 유학의 실천 윤리적 차원에서 문제를 제기하고 그에 대한 해답을 찾아가는 과정에서 사상의학으로 발전했다는 것이다.[8] 상당히 설득력이 있어 보인다.

그러나 필자는 다른 견해를 가지고 있다. 『동의수세보원』은 학문적으로 심오하며 그 독창성은 세종대왕의 한글 창제에 버금갈 정도로 평가된다. 또한 이제마 선생이 『동의수세보원』「의원론(醫源論)」에 서술한 내용을 보면 그는 중국에서 고대부터 전해 내려오는 유명한 의가들의 의서들은 물론 병증 약리학을 다룬 본초서들을 포함하여 허준 선생의 동의보감에 이르기까지 그 내용들을 통달하고 있었음을 알 수 있다. 필자는 이러한 사실들에 근거하여, 『격치고』를 집필하기 전부터 이제마 선생은 의학에 깊은 관심을 가지고 수학하여 나름대로 한의학 분야에 학문적 깨달음과 성취를 이루었음은 물론 이를 바탕으로 새로운 의학으로써의 사상의학 체계를 이미 구상하고 있었다고 확신한다.

이제마선생은 『격치고』의 「반성잠 · 팔괘잠총설(八卦箴總說)」에서 천지만물 및 사업의 분화와 생성과정을 "역(易)에 태극(太極)이 있으니 이것이 양의(兩儀)를 낳고 양의가 사상(四象)을 낳으며 사상이 팔괘(八卦)를 낳고 팔괘가 길흉(吉凶)을 정하며 길흉에서 대업(大業)이 나온다."고 『주역(周易)』을 인용하였다. 그리고는 "태극은 마음(心)이고, 양의는 마음(心)과 몸(身)이며, 사상은 일(事)과 마음(心)과 몸(身)과 만물(物)이고, 팔괘는 일의 처음(始)과 끝(終), 만물의 근본(本)과 지말(末), 마음의 느긋함(緩)과 급함(急), 몸(身)의 앞(先)과 뒤(後)를 말하는 것④"이라고 하였다. 유교의 존재론적 차원에서 천지만물의 궁극존재인 태극(太極)을 인간의 경우에는 마음(心)으로 본 것이다. 이제마 선생은 사람 개개인을 하나의 소우주로 볼 때 그 본체의 중심에 그 개개인의 마음을 둔 것이다. 모든 인간사의 중심, 인간사의 궁극 연원에 인간의 마음이 있다면 인간에게 발생하는 질병의 궁극 연원도 역시 마음이라는 것이다.

이렇게 되면 질병도 결국은 마음에서부터 연원되기 때문에 질병의 근본적인 예방이나 치료를 위해서는 그 연원인 마음을 다스려야 한다는 논리가 가능해진다. 그래서 이제마 선생은 먼저 질병을 예방하기 위한 방법으로 정신적 차원에서 도덕적 완성을 성취하는 방법을 『격치고』에 제시하였고, 발생한 질병을 치료하기 위한 방법으로 병리학적 차원에서 구체적인 질병의 발생원인과 현상, 치료하는 방법을 『동의수세보원』에 서술하였다. 그리고는 질병을 예방하고 치료하여 장수를 누리기 위한 일상생활의 지침으로 모든 질병의 근원인 심화(心火)를 다스리는 방법과 마음과 몸(心身)의 나태함을 극복하는 방법을 『제중신편』에 제시하고 있다. 이것이 필자의 견해이다. 한마디로 이제마 선생은 인간의 지극한 즐거움 중 으뜸인 장수를 누릴 수 있는 방법을 인간학 차원의 새로운 의학체계를 이미 구상하고 그 내용을 단계적으로 『격치고』, 『동의수세보원』, 『제중신편』에 체계화하여 집필하였다는 것이 필자의 견해이다.

■ 이제마 선생의 사상적 특징

이제마 선생은 그의 사상을 정립하는 과정에서 고대에 유가 사상의 수양과 입신을 위한 필독서 역할을 담당했던 『시경(詩經)』, 『주역』, 『예기(禮記)』 등의 경전과 중국의 송대(宋代)이후 그 자리를 대신해온 유학의 경전인 사서(四書; 論語·孟子·中庸·大學)의 내용, 표현 방식, 문단 형태, 한문단어 등을 곳곳에 활용·인용·모방하였다.[5]

그가 제일 먼저 집필한 『격치고』는 아예 이름부터가 사서의 하나인 『대학(大學)』에 나오는 '격물치지(格物致知)'의 줄임말이다.[6] 더 나아가 『격치고』는 수기치인으로 자기 수양을 완성하여 사회질서를 성취하는 『대학』의 덕과 사람이 세상을 살아가는데 있어서 지녀야 할 치우침도 모자람도 없는 『중용(中庸)』의 도를 자신이 실천함으로써 도덕을 완성하기 위한 유학의 근본이념인 지인정기치인(知人正己治人)을 다룬 경세학(經世學)의 이론서[7]라 할 수 있다. 사상의학의 원전인 『동의수세보원』에 나오는 사단론(四端論), 확충론(擴充論), 인의예지(仁義禮智), 희노애락(喜怒哀樂)이란 어휘는 모두 『맹자(孟子)』에 나오는 말이다. 또한 『동의수세보원』이 유교적 우주론에 바탕을 두고 "태극은 마음이고, 양의(兩儀=陰;陽)는 마음과 몸이며, 사상은 일과 마음과 몸과 만물"이라는 사심신물론과, 이 사심신물론[8]과 연관하여 사상이 어떻게 배열되었고 사심신물의 심은 어떻게 폐·비·간·신을 관장하는가를 나타내는 사유지사상으로 전개되어진 점을 고려할 때 이제마 선생은 철저한 유학자임을 알 수 있다.

선생의 철학정신은 위에서 언급한 대로 원시유학[四書三經]의 재해석에서 나온 수기치인(修己治人)의 정신에 바탕을 두고 있다. 특히 수기를 중시하고 있는데 수기하기 위한 방법으로 지인정기(知人正己)를 제시하고 있다. 『격치고』에서 성심(誠心)과 경심(敬心)을 각각 존심지계(存心之戒)와 수신지계(守身之戒)로 설명하고 있는 점을 미루어 그의 철학적 배경이 맹자의 치심정기(治心正氣)임을 알 수 있다. 그는 맹자의 치심정기 정신을 계승 발전시켜 새로운 자신의 정기방법을 터득했다고 볼 수가 있는데, 그의 새로운 정기방법은 『중용』의 조화조절(調和調節) 정신에서 비롯됨을 알 수 있다.[9]

선생의 유학에 대한 인식과 유학 사상에 기초한 사상의학의 체계화는 매우 독창적이라고 할 수 있는데, 유학 사상에 대한 부정보다는 철저한 긍정 속에 유학 사상의 올바른 실천방법을 제시하였다고 평가할 수 있다.

그러면 선생의 유학사상적 특성을 논하기 위해 그의 사상 전개과정을 살펴 보자. 이제마 선생은 존재의 근원인 태극을 마음(心)으로 규정한 후 학문의 1차적인 목표를 존심(存心)에 두고 이에 반대되는 방심(放心)을 가장 부정적인 인간의 모습으로 규정하였다.

여기서 우리가 주의해야 할 점은 이제마 선생이 태극을 마음(心)으로 규정하고 모든 인간사를 그 마음에 연원한 일(事)·마음(心)·몸(身)·만물(物)의 사상적 구조로 구성하는 사상적 학문체계를 정립하면서, 모든 존재의 연원인 태극을 리(理)로 규정하고 이를 바탕으로 정립된 주자의 성리학에 대해 어떠한 비판이나 언급을 하지 않았다는 점이다. 그러면서 그는 전통적인 유학의 기본 이념인 인간중심의 실천윤리를 바탕으로 하여 사상의학을 전개하였다.[10]

이에 대해서는 이제마 선생이 의학자였다는 사실에 주안점을 두면 쉽게 그 원인을 찾을 수가 있다. 의학은 사람의 생명을 다루는 학문이다. 의학에는 기존의 권위나 개념적 사고·직관적 판단·형이상학적 사변 등이 통하지 않는다. 사람의 생명을 다루는 의학은 경험적 · 귀납적 · 실증적인 실사구시 학문이다. 주자학의 맥을 이은 조선 성리학자들과 본체론 · 인성론 등으로 비생산적이며 비현실적인 사변적 논쟁에 휘말린다는 것은 의학자인 이제마 선생에게 전혀 의미가 없는, 관심 밖의 일이었을 것이기 때문이다.

선생의 학문적, 사상적 특징을 말한다면 학문적으로는 유학의 기본이념에 그 뿌리를 두고 있다. 사상적으로는 율곡선생으로부터 시작되어 다산선생 등으로 이어지는 실학파들의 실사구시적인 진리탐구 방법에 공감하고 완전히 자기화하여 유학에서 말하는 인간 본연의 실천윤리를 완성하는 방법으로 사상의학 체계를 정립하였다. 더 나아가서 이를 새로운 한의학 이론으로 발전시켜 기존의 한의학만으로 규정되는 협의의 한의학을 광의의 생활 한의학으로 더 나아가 인간학으로까지 발전시켰다고 할 수 있는 것이다.

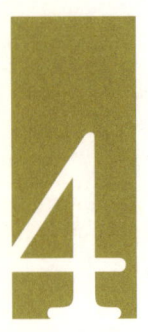

4 사상의학의 특징[1]

이제마 선생은 그의 저서 『동의수세보원』의 「의원론」에서 "내가 의약의 경험이 있은 지 5 · 6천년 후에 태어나서 옛 사람들이 저술한 글을 보는 중에 우연히 사상인(四象人)의 장부생리를 깨닫게 되어 그 깨달음을 한권의 책으로 저술하고 『수세보원(壽世保元)』이라 이름 하였다.”고 말하고 있다. 이와 같이 사상의학은 선생에 의한 독창적인 학문이며 결과적으로 우리나라 고유의 의학인 것이다.

그는 계속해서 “대개 옛날 의사들은 마음속에 사랑과 미움, 그리고 욕심, 애노희락(哀怒喜樂)의 편착(偏着)이 병을 일으키는 것을 알지 못하고 다만 비위(脾胃)[2]로 섭취한 음식물이나 풍한서습(風寒暑濕)[3]의 사기(邪氣) 때문에 병이 생기는 것으로만 알았다.”고 하여 사랑 · 미움 · 욕심 · 애노희락의 편착과 같은 마음의 부조화 역시 질병의 원인이 될 수 있음을 주장하였다는 것이 특징이다. 그리고 그는 『동의수세보원』 「광제설(廣濟說)」에 “착한 사람의 집에는 반드시 착한 사람이 모이고, 악한 사람의 집에는 반드시 악한 사람들이 모인다. 착한 사람이 많이 모이면 착한 사람의 장기(臟氣)가 활동하고, 악한 사람이 많이 모이면 악한 사람의 심기(心氣)가 강하고 왕성해진다. 술과 색과 재물과 권세가 있는 집에는 악한 사람이 많이 모이므로 그 집안에서는 효남과 효부가 병이 든다.”고 말한다. 질병의 문제가 개인의 문제가 아니라 사람과 사람 사이의 문제로 보고 있는 이러한 대목은 이채롭기까지 하다.

또한 「광제설」에 “사람이 사는 집에 모든 일이 잘 이루어 지지 않고 질병이 끊이지 않으며 선과 악이 서로 대치하여 그 집이 장차 패망할 지경에 이르면 오직 자애로운 아버지와 효자의 명철함만이 이에 대처할 방법이 된다.”고 하여 집안의 흉사에 대처하는 방법이나 질병 치료방법이 어질고 선한 일상생활 태도임을 간접적으로 시사하고 있다. 부언하여 “무릇 사람은 간약, 근간, 경계, 문견이 있어야 하는데 이 네 가지가 원만하고 온전한 사람은 자연히 장수할 것이다. 사람은 공경하면 반드시 장수를 누릴 것이고, 태만하면 반드시 요절할 것이다. 조심스럽고 부지런하면 반드시 장수를 누릴 것이고 헛되이 탐하면 반드시 요절할 것이다.”고 하여 사람의 평소 마음가짐과 일

2) 비장과 위장
3) 바람과 추위와 더위와 습기

상 생활태도가 무병장수의 열쇠가 됨을 언급하고 있다.

이제마 선생은 『수세보원』에서 사람은 체질에 따라 그 성정이 다르게 나타나고 그 병증약리도 다르다고 주장하면서, 사상체질별 병증약리에 대해서도 구체적으로 검증하여 체질별로 나타나는 독특한 질병과 모든 체질에 공통적으로 나타나는 질병이 있음을 밝히고 있다. 아울러, 자신이 『수세보원』에 사상(四象)으로 말하고 있는 "태양·태음·소양·소음"의 의미가 기존의 한의학에서 말하고 있는 "태양병(太陽病)·소양병(少陽病)·양명병(陽明病)·태음병(太陰病)·소음병(少陰病)·궐음병(厥陰病)"과 같은 병증 의미와 같지 않음도 분명히 하고 있다.

사상의학은 선천적으로 타고난 체질은 후천적으로 변하지 않는다는 것을 전제조건으로 하고 있는 것이 특징이다. 『동의수세보원』「사단론」에 사람은 선천적으로 타고난 장부의 이치에 의해 태양인, 태음인, 소양인, 소음인 중에 하나로 태어난다고 한다. 하늘로부터 선천적으로 부여 받았다는 의미로 사용한 "천품(天稟)"이란 용어는 사람이 태양인·태음인·소양인·소음인 중에 한 체질로 태어나게 되면 그 체질은 변하지 않으며, 어떠한 방법으로도 후천적으로 변화 시킬 수 없다는 것을 의미한다.

그런데 체질은 변하지 않지만 마음은 같은 체질이라고 해도 차이가 있다. 이는 각 개인의 수양에 의해 범인도 얼마든지 성인이 될 수 있음을 말하고 있다. 선천적으로 장기의 대소는 이미 결정되어 변할 수 없다고 해도 가변적인 마음은 잘 조절하면 원하는 심신의 상태를 달성할 수 있는 것이다.

사상의학 핵심은 육신의 대소, 즉 강하고 약함은 이미 선천적으로 결정이 되었다고 하더라도, 이에 영향을 미치는 마음을 잘 다스려서 병을 예방하고 발병했을 때는 먼저 마음을 다스려 병을 고쳐야 한다는 치심치병(治心治病)[4]이라 할 수 있겠다.

---

4) 마음을 치료하여 병을 치료함

사상의학과 처세술

사상체질 식별방법

1 사상체질 식별기준

『동의수세보원』에 의하면 사상체질별 구성 비율은 대략 일만명 중에 태음인이 5천명, 소양인이 3천명, 소음인이 2천명 수준이고 태양인은 극히 적어 혹 3~4명에서 10여명에 지나지 않는다고 한다. 그러면 어떻게 사상의학에서 말하는 사람의 체질을 식별할 수 있을까? 사상의학에서는 사람을 크게 태양인 · 태음인 · 소양인 · 소음인의 네 가지 체질로 구분하고 체질별로 체형 · 심성 · 재능 등 그 특성들을 제시하고 있다.

체질을 식별할 때는 위에 언급한 "타고난 체질은 후천적으로 변하지 않는다."는 사상의학의 기본 전제조건을 반드시 알고 있어야 한다. 따라서 변할 수 있는 마음보다는 변하지 않는 육신의 장부 이치를 우선적으로 고려하여 체질을 식별하는 것이 타당하다고 본다. 그래서 필자는 사람의 체질 식별방법을 외모와 생리력의 차이 · 심성 · 병증 · 기타 습관 및 특징 · 설문에 의한 방법 순으로 제시하였다.

첫째로 체질 식별을 위해 먼저 장부의 이치에 의해 결정되는 외모와 생리력의 차이에 의해 나타나는 특성을 살피고자 한다. 체형과 용모, 생리력의 차이에 의해 나타나는 재능이나 특성에 대한 관찰을 통해 장부의 대소를 유추할 수 있다. 그렇지만 선천적으로 타고난 체형과 용모, 재능의 원형은 안 바뀐다고 해도 지속적인 운동이나 식생활의 습성에 따른 영양상태 · 질병경력 · 직업 · 나이 등 후천적인 요인에 의해 체형과 용모, 재능 등의 특성이 외형적으로 일부 바뀌거나 변하여서 달리 보일 수도 있다. 그래서 외모 및 생리력에 차이에 의해 나타나는 특성에 대한 관찰 결과는 체질식별을 위한 기초적인 1차적 판단자료로 활용하는 것이 마땅하다.

두번째로 심성(心性)인 성질(性質)과 재간(才幹)·항심(恒心)·성격·심욕(心慾) 등을 관찰한다. 체질별 심성이 분명하게 다르기 때문에 특유의 심성적 요소를 관찰하여 체질을 구별하는 것은 상당히 중요하다. 심성을 관찰함에 있어서도 위에서 말한 바대로 성장 환경 등 후천적 요인에 의해 분명히 다르게 나타날 수 있다는 것을 전제해야 한다. 경험적으로 볼 때 훈련이나 수양 등 후천적 요소에 의해서도 바뀌지 않는 무의식중에 나타나는 심성상의 특성이나 오랜 시간 자세히 관찰할 때 느껴지는 심성의 경향성 등이 체질식별을 위한 좋은 참고자료가 될 수 있다.

세번째로 병증을 체질 식별의 판단자료로 활용하는 것이다. 이는 사람에게 나타나는 병증이 체질별로 다르기 때문에 이를 활용하여 체질을 식별하는 방법이다. 이는 실제적으로 사상의학 전문가들이나 자신 있게 적용할 수 있는 방법이다. 그 원리는 사람의 건강했을 때의 마음자세와 육체조건, 병이 났을 때의 마음자세와 육체조건 등은 체질마다 달리 고유하게 나타나기 때문에, 이를 체질 식별의 판단자료로 활용한다는 것이다. 태음인에게 나타나는 병증이 나타나면 그 사람은 태음인으로 식별하고, 소음인에게만 있는 병증이 보이면 그 사람을 소음인으로 식별하는 방법이다.

네번째로 기타 습관 및 특징을 체질 식별의 참고자료로 활용한다. 목욕습관, 말재간, 옷 입는 스타일, 식사 및 음주 습성, 손발 및 피부의 상태 등 역시 체질 식별에 결정적인 단서를 주는 좋은 참고자료가 될 수도 있기 때문이다.

마지막으로 설문에 의한 체질식별 방법이다. 이는 자가 체질진단 방법으로 활용할 수도 있다. 위에서 설명한 체질 식별 판단기준인 외모와 생리력에 차이·심성·병증·기타 습관 및 특징들로 나타나는 각 체질별 특성들을 설문 형식으로 문제지를 만들어 답하게 한 후 그 결과에 따라 체질을 판단하는 방법이다. 그런데 이 방법 역시 누구나가 네 가지 체질에 대한 특성들을 어느 정도는 모두 가지고 있기 때문에 피검자의 주관적 요소인 선입관이나 살아온 과정, 습관 등에 따라 편향되게 나타날 수도 있다는 문제점이 있지만 체질을 식별하는 좋은 방법 중의 하나라고 생각된다.

그러면 지금부터 앞에서 제시한 다섯 가지 체질식별 방법을 구체적으로 알아보기로 하자.

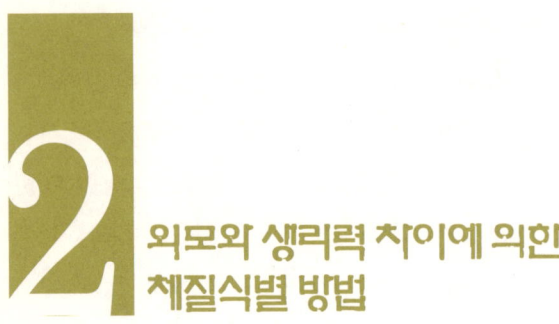

2. 외모와 생리력 차이에 의한 체질식별 방법

우리가 가장 쉽게 접하는 사람들의 체형적 특성과 생리력의 차이에 의해 나타나는 신체의 재능과 특성을 보고 체질을 식별하는 방법이다. 생리력의 차이에 의해 나타나는 신체의 재능과 특성이란 폐비간신 사장(四臟)과 사장에 각각 속해 있는 같은 무리 장부의 기능적 차이에 기인하여 나타나는 신체의 재능과 특성을 말한다.

체형적 특성을 관찰하기 위해서는 먼저 인체의 뒤쪽을 머리·어깨·허리·

엉덩이 부위로 구분하고, 앞쪽을 턱·가슴·배꼽·아랫배 부위로 구분하며, 얼굴부위를 귀·눈·코·입으로 구분한다. 그런 다음 부위별 형태학적인 모양과 크기를 관찰한다.

위에서 언급한 대로 『동의수세보원』 「사단론(四端論)」에 사람은 선천적으로 폐가 크고 간이 작은 사람은 태양인(太陽人), 간이 크고 폐가 작은 사람은 태음인(太陰人), 비장이 크고 신장이 작은 사람은 소양인(少陽人), 신장이 크고 비장이 작은 사람은 소음인(少陰人) 중 한 체질로 태어난다고 했다. 그런데 체질 구분의 기준이 되는 폐·비장·간·신장은 그 자체만이 아니고 같은 유형의 생리작용을 하는 장부들을 포함한다. 때로는 그 장부 주관의 생리 및 병리 유형까지 말하기도 한다. 장부의 대소(大小)는 물리적 크기보다는 기능적인 강약(强弱)까지 의미하고 있다. 그래서 「장부론(臟腑論)」에 기초할 때 폐와 같은 무리로는 위완·혀·귀·두뇌·피부·터럭을 들 수 있으며, 비장과 같은 무리로는 위·유방·눈·등골뼈·근육을, 간과 같은 무리로는 소장·배꼽·코·허리뼈·살을, 신장과 같은 무리로는 대장·전음·입·방광·뼈를 들 수 있다. 그래서 원전의 내용으로부터 각 장부의 크기와 체형, 특성들을 유추할 수가 있는데 사람의 체질 식별을 위해 각 체질별 장부의 대소(大小)에 따른 체형적 특성과 생리력의 차이에 의해 나타나는 신체의 재능과 특성들을 정리하면 아래와 같다.

가. 태양인

체형적 특성

태양인은 폐가 크고 간이 작다. 괘상[5]은 리중허(☲)이며 방위는 남방이다. 괘상이 보여주듯 속은 허하고 밖은 실한 것이 특색이다. 외형상으로 폐가 있

---

5) 역괘(易卦)의 길흉의 상(象)

는 등과 가슴 위쪽이 발달하고 간이 있는 허리와 배꼽 사이가 덜 발달한 체질이다. 머리가 크고 이마는 툭 불거져 나와 있다. 목덜미가 굵고 실하여 강하게 느껴지나 허리 아래에 있는 엉덩이가 작고 다리가 위축되어 서 있는 자세가 불안정하게 보인다. 하체가 약한 편이어서 오래 걷거나 서 있는 것을 좋아하지 않는다. 그러므로 때와 장소를 가리지 않고 버릇없이 앉거나 눕기를 좋아한다. 용모가 뚜렷하고 살이 비후(肥厚)⁶⁾하지 않다. 얼굴이 밝은 형이다. 태양인 여자는 몸이 건강하고 실하지만, 옆구리나 허리가 빈약하고 자궁의 발육이 좋지 않아 남자처럼 보일뿐만 아니라 임신을 하지 못하는 경우도 있다. 그 결과 전체 사상인 중 가장 숫자가 적어서 흔히 알아볼 수 없는 체질이다.

태음인, 소음인에 비하여 왼쪽 손과 발의 크기와 강함이 상대적으로 미치지 못한다. 또한 자신의 왼쪽 손과 발의 크기와 강함이 오른쪽 손과 발에 미치지 못하기 때문에 손과 발의 민첩함이나 강함이 요구되는 구기, 투기와 같은 운동에 재능이 없는 편이다.

생리력 차이로 나타나는 특성

폐 기능은 강한 반면 간 기능은 약하다. 호흡기능은 강하나 면역 및 생식기능은 약하다. 청각이 발달하여 음에 대한 감각과 변별력이 뛰어나 노래를 잘 부른다. 천재적인 음악가는 태양인이라 하면 틀림없다. 태음인, 소음인과 비교 할 때 귀와 눈의 듣고 보는 능력이 강하여 음이나 색감을 활용하는 예술적 감각이 상대적으로 우월하다. 기운은 온기(溫氣)여서 몸은 따뜻한 편이고, 식도 부위가 튼튼하다. 폐가 강하고 피부는 탄탄하며 터럭은 뻣뻣하다. 기를 내쉬는(呼) 폐 기능이 강한 반면 액을 받아들이는(吸) 간 기능이 약하고 음식을 소화하고 흡수하는 기능이 약해서 대체로 몸이 마른 편이다. 폐의 작용에 해당하는 배움(學)에 능하나 간의 작용에 해당하는 생각함(思)이 부족

6) 살이 쪄서 두툼함

사상의학과 처세술

하다. 직관에 의한 상황 판단력이 뛰어나다. 영감이 있으며 총명하다. 반면에 사람에 대한 관찰력이 부족해 사람들을 움직여 일을 꾸미는데 능하지 못하다.

나. 태음인

체형적 특성

태음인은 간이 크고 폐가 작다. 괘상은 감중련(☵)이고, 방위는 북방이다. 괘상이 보여주듯 태양인과는 반대로 몸의 중간 부위는 실하고 밖은 허한 것이 특색이다. 외형상으로는 허리 이하가 발달하고 반대로 가슴 윗부분이 덜 발달한다. 그래서 허리 부위의 형세가 성장하여 서 있는 자세가 굳건해 보이나 목덜미의 기세는 약하다. 이마의 기세가 빈약하여 목이 뒤로 젖혀지고 목젖이 나오는 경우가 많으며, 목이 굵은 경우에는 가슴 윗부분이 좁고 약하게 보이며 반대로 허리 부위가 왕성하게 느껴진다. 그래서 서 있는 모습을 보면 배가 나오고 뚱뚱하며 웅장하다.

일반적으로 키가 크고 체격이 좋은 편이다. 여위고 키가 작은 경우는 드물다. 대개는 살이 쪘고 체격이 건실하다. 간혹 수척한 사람도 있으나 골격만은 건실하다. 코끝이 발달해 있다. 얼굴은 희고 창백하거나 누렇고 검붉은 색이다. 태양인 및 소양인에 비하여 왼쪽 손과 발의 크기와 힘이 상대적으로 강하여 손과 발을 활용하는 운동에 재능이 있다. 특히 발을 활용하는 운동에 재능이 있다.

생리력 차이로 나타나는 특성

간 기능이 강한 반면 폐 기능이 약하다. 그래서 면역 및 생식기능은 강하나 호흡기능은 약하다. 기운은 량기(涼氣)라서 몸은 서늘한 편이고, 허리와 배꼽 부위 이하가 발달하고 장건하다. 간이 강하고, 살(肉)의 발육이 좋다. 후각이 발달하여 낌새를 잘 차린다. 간의 액을 받아들이는 흡(吸) 기능이 강하다. 소장이 튼튼하여 음식물의 소화, 흡수력이 강한 반면 기를 내쉬는 폐 기능이 약하다. 그래서 대식가가 아니면서도 비대한 사람이 많다. 태양인 및 소양인에 비하여 귀와 눈의 보고 듣는 능력이 강하지 못하기 때문에 음이나 색감을 활용하는 예술적 감각이 상대적으로 부족하다. 음악에 소질이 없고, 색감에 둔하여 옷차림이 어색하고 투박하다. 특히 음에 대한 감각이 부족하여 음치가 많다.

간의 작용에 해당하는 생각함에 능하나 폐의 작용에 해당하는 배움에 능하지 못하다. 사람의 외모만을 관찰하고도 그 사람의 재능과 행실을 탐색할 수 있는 관찰력이 뛰어나 사람을 움직여 일을 꾸미는데 능하다.

다. 소양인

체형적 특성

소양인은 비장이 크고 신장이 작다. 괘상은 손하절(☴)이고, 방위는 동방이다. 괘상이 보여주듯 외형상으로 가슴과 어깨 부위가 발달하고 아랫배와 엉덩이 이하가 덜 발달한다. 전체적으로 어깨가 엉덩이에 비해서 넓다. 흉골이 발달하여 가슴 부위가 성장하고 충실한 반면 방광부위의 됨됨이가 빈약하여 앉아 있는 모습이 불안하고 외로워 보이며 오래 앉아 있지를 못한다. 등대가 실하기 때문에 나이가 들어도 등이 휘지 않는다. 상체가 실하고 하체가 가벼워서 걸음걸이가 날래다. 말하는 것이나 몸가짐이 민첩해서 경솔하게 보이기도 한다. 얼굴은 붉거나 희며 혈색은 비교적 맑고 밝다. 비교적 손목이나 발목이 가늘고 작다. 어깨를 앞으로 내밀고 두 팔을 흔들면서 걷는다. 소양인은 태양인과 같이 왼쪽 손과 발이 오른 쪽 손과 발보다 작으며 강하지 못하다. 태음인 및 소음인에 비하여 대체로 손과 발이 민첩해야 하고 강함이 요구되는 기술이나 운동 등에 상대적으로 재능이 부족하다. 예를 들면 하체가 부실하고 왼쪽 손과 발이 상대적으로 약하여 운동신경이 둔한 편이다.

생리력 차이로 나타나는 특성

비장기능이 강한 반면 신장기능이 약하다. 소화기능은 좋으나 비뇨·배설기능은 떨어진다. 소양인의 기운은 열기(熱氣)여서 몸은 뜨겁게 느껴지고 눈에서는 기(氣)가 뿜어 나오는 것 같이 보이는 것이 특색이다. 입은 작은 편이며 발달되어 있지 않다. 위가 튼튼하다. 비장이 강하고, 근육 발달이 좋다. 위가 강하여 대식가가 많으나 위가 받아들인 음식을 소화하고 흡수하는 소장의 기능이 위만큼 강하지 못하다. 그래서 먹는 양에 비해 몸이 비대한 사람은 많지 않다. 젖가슴이 발달하여 산후에 유즙의 분비가 왕성하나 젖몸살이나 유선염은 상대적으로 적은 편이다. 어깨나 손의 근육이 잘 발달하여 외형적으로는 활동력이 있어 보인다. 하체의 힘이 상체에 비해 부족함을 느끼며 골다공증도 비교적 쉽게 오는 편이다. 태음인 및 소음인에 비하여 귀와 눈의 보고 듣는 능력이 강하여 음이나 색감을 활용하는 예술적 감각이 상대적으로 우월하다. 특히 미적 감각이 있다.

소양인은 세상 만물의 돌아감을 읽을 수 있는 능력, 즉 역사성이 있어 대체로 욕심이 없는 편이다. 시각이 발달하여 색감에 대한 감각과 변별력이 뛰어나다. 비장의 작용에 해당하는 물어봄(問)에 능하나 신장의 작용에 해당하는 분별함(辨)에 능하지 못하다.

라. 소음인

체형적 특성

소음인은 신장이 크고 비장이 작다. 괘상은 태상절(☱)이고, 방위로는 서방이다. 괘상이 보여주듯 외형상으로 아랫배 및 엉덩이 부위가 발달하고 가슴 및 어깨 부위가 덜 발달한다. 둔부와 골반이 발달하여 엉덩이가 크고 앉은 모습이 차분하고 안정감이 있다. 반면에 흉골이 적어 새가슴처럼 보일 때가 많다. 가슴둘레를 싸고 있는 자세가 외롭게 보이고 등대가 약하여 노쇠하면 등이 굽는 경우가 많다. 등이 굽은 사람은 대개 소음인으로 보면 된다. 보통은 키가 작은데 드물게 장신도 있다. 상체보다 하체가 균형 있게 발달한다. 걸을 때는 앞으로 수그린 모습을 하는 사람이 많다. 상체에 비해 하체가 견실한 편이다. 전체적으로는 체격이 작고 마르고 약한 체형이다. 코끝이 작고 드러난다. 얼굴은 흰색이 많은데 가끔 검은 색도 있다. 소음인 여자는 태양인 여자와는 반대로 엉덩이가 크고 자궁의 발육이 좋아 아이를 잘 낳는다. 태양인 및 소양인에 비하여 왼쪽 손과 발의 크기와 힘이 상대적으로 강하여 손과 발을 활용하는 기술이나 운동에 재능이 있다. 특히 손을 활용하는 기술과 운동에 재능이 있다. 펀치력이 세고 왼손잡이 가능성이 높다.

생리력 차이로 나타나는 특성

신장기능이 강한 반면 비장기능이 약하다. 비뇨 · 배설 기능은 활발하나 소화기능이 약하다. 위가 약하여 음식을 먹고 난 후 불평이 제일 많은 편이다. 소음인의 기운은 한기(寒氣)여서 몸은 찬 편이다. 정력이 세다. 대장이 튼튼하다. 뼈의 발육이 좋다. 신장의 작용에 해당하는 분별함에는 능하나 비장의 작용에 해당하는 물어봄에 능하지 못하다. 소음인 역시 오른쪽 귀와 눈의 밝

사상의학과 처세술

음이 왼쪽 귀와 눈에 못 미친다. 태양인 및 소양인에 비하여 귀와 눈의 보고 듣는 능력이 강하지 못하기 때문에 음이나 색감을 활용하는 예술적 감각이 상대적으로 부족하다. 음악에 소질이 별로 없고 특히 색감에 둔하여 옷차림이 투박하고 어색하게 보이기도 한다.

소음인은 신체적으로 접촉하여 느끼는 미각이 발달하여 맛에 대한 변별력이 탁월하다. 현실에 이해가 밝다.

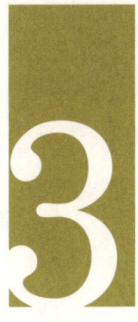

3 심성에 의한 체질식별 방법

이제마 선생은 『동의수세보원』의 「성명론」·「사단론」·「확충론」 등에서 사상인들의 네 가지 갖춘 마음(천성·심성·정명·신명)을 논하였는데 그 내용이 난해하여 일반인들이 이해하기에는 쉽지가 않다. 네 가지 마음이란 인의예지(仁義禮智)를 모두 잘 갖추어야 얻어질 수 있는 마음을 말한다. 그 중 선천적으로 타고난 천성 외에는 본인의 노력여하에 따라 갖출 수 있는 정도가 결정되기 때문에 심성을 보고 사람의 체질을 식별할 때는 신중하게 판단해야 한다.

사상의학의 가장 큰 특징은 심신(心·身)을 일체로 보는 심신의학(心·身醫學)이라는 점이다. 선천적인 신체적 특징과 마음은 상관관계가 깊다는 견해이다. 체질에 따라 체형에 차이가 나는 만큼 심성도 차이가 난다. 체질마다 체형이 있다면 체질마다 마음의 형도 있다는 개념이다. 체질마다 다르게 나타나는 이 심성의 차이를 『동의수세보원』에는 성질재간(性質才幹)[7] · 성격 · 항심(恒心)[8] · 심욕(心慾)[9] 등으로 나누어 언급하고 있다. 체질별 이 심성의 차이는 적성이나 대인관계, 일을 처리하는 방식 등 다방면에서 체질에 따라 다양하게 표출된다.

그러나 이러한 심성이 평소에 잘 드러나는 사람이라면 체질을 판단하는데 어려움이 없겠지만 사람에 따라서 후천적인 교육이나 생활경험 등에 따라 어떤 면은 드러나고 어떤 면은 드러나지 않기 때문에 심성을 관찰함에 있어 유의해야 한다. 각 체질의 심성이 그 체질에만 고유하게 나타나고 다른 체질에는 전혀 나타나지 않는다고 생각해서도 안 된다. 급박지심이 태양인에게 있다고 해서 태음인, 소양인, 소음인에게는 전혀 없는 것이 아니다. 누구에게나 급박지심은 있되, 상대적으로 태양인에게 두드러지게 나타난다는 것이다.

원전의 내용으로부터 체질별 특징적으로 나타날 수 있는 심성을 기상 · 성격 · 성질재간 · 항심 · 심욕 순으로 아래에 정리하였다.

가. 태양인

기상

태양인은 "강직하다!, 과단성이 있다!"는 기상을 풍긴다. 눈썹이 올라가거나 눈빛이 날카롭게 느껴진다. "전진하려고만 하고 물러서려 하지 않는 것(欲進而不欲退)"이 특징이다. 물러섬이 없고 주저함이 없다. 그러나 전진하려

---

7) 재능, 소질, 장점 따위
8) 항상 지니고 있어 변하지 않는 마음
9) 심성을 다스리지 못해 너무 과도한 때 드러나는 욕심

사상의학과 처세술

는 기상은 자신의 역량을 헤아려 자신의 재주가 부족하거나 전진할 환경이 안
되면 감히 전진하려 하지 못한다. 후천적으로 자신의 역량이 부족하다고 생
각하면서 성장한 태양인의 경우는 태양인의 기상이 전혀 없는 경우도 있다.

성격

활달하다. 사람들이 서로 속이는 것을 제일 싫어한다. 모든 사람들에게 정직
하게 대한다. 반면에 자신이 속았다고 생각될 때는 인내를 못하는 편이다.
사람들 사이에 도리를 지킨다든지 서로 돕는다든지 하는 것에는 별로 관심
이 없다. 다른 체질과 달리 화를 잘 내는 편이며 깊이 슬퍼하기도 한다. 일
(事務)을 함에 있어서는 항상 다른 사람들과 경쟁의식을 가지고 이기기를 좋
아한다. 그러다 보니 예의범절을 무시한 채로 아무 거리낌 없이 제 멋대로
행동하려는 마음이 지나쳐 다른 사람들에게 상처를 주기도 한다. 대체로 성
격은 굽힘이 없고 용맹하며 적극적이고 남성적이다.

성질재간

태양인은 말주변이 좋아 사람들과 잘 어울려 대화한다. 사람들의 선악을 잘
구별한다. 명리를 추구하고 재화에 욕심이 없다. 자신의 탐욕을 극복하고 이
루고자 하는 일(事務)을 처리하는 능력이 뛰어나다. 마음이 넓지 못하다. 자
기가 하고 싶은 일이나 주장, 집착 등을 너무 고집하는 편이다. 인척이나 가
까운 지인들과의 관계가 원만하지 못하여 때로는 그들로부터 모함을 받기도
한다. 학식과 견문 또는 사물을 분별하는 식견(識見)이 뛰어나다. 남의 것을
탈취하려고도 하고 하찮은 것에 매달리기도 한다. 듣고 배우는 재주, 즉 학
문하는 능력이 탁월하다. 자신의 슬기로움을 우쭐대는 편이다.

항심

태양인은 조급한 마음인 급박지심(急迫之心)이 있다. 정상적이 여건에서 생활하거나 일을 할 때는 이 조급한 마음이 나타나지 않는다. 무언가 지나치다고 생각이 되거나 무리를 할 때는 이 마음이 나타나서 일을 그르치곤 한다.

심욕

태양인은 어질음은 중요시하나 예의범절을 경시하는 방종한 마음(放縱之心)이 있다. 어질음을 기준으로 사람의 옳고 그름을 따져서 옳지 못한 것을 몹시 싫어한다. 권세를 탐하며 일을 함에 있어 자신은 게으르면서 남은 부지런하게 한다. 마음은 항상 노력 없이 성과만을 얻는데 관심이 있다. 이 방종한 마음이 지나치면 제멋대로 하려하고 주위 사람들의 충고나 조언은 아예 무시한다.

나. 태음인

기상

태음인은 "너그럽다!, 느긋하다!, 의젓하고 점잖다!"는 기상을 풍긴다. 눈이 부리부리하고 코가 크다. "조용히 있으려 하고 움직이려 하지 않는 것(欲靜而不欲動)"이 특징이다. 조용하고 차분하다. 앞에 나서서 설치려 하지 않는다. 일은 계획적으로 조심스럽게 처리한다. 자신의 지혜가 치밀하지 못하거나 조용히 있을 환경이 안 되면 감히 조용히 있으려 하지 못한다.

성격

성취력이 강하다. 사람들이 살아가는 과정에서 서로 도리를 지키면서 돕는 것을 좋아한다. 다른 사람들을 잘 돕는 반면에 자신에게 도움을 줘야 할 사람이 도움을 주지 않았을 때 크게 섭섭해 한다. 사람들이 살아가는 과정에서 어쩔 수 없을 때는 속일 수도 있다고 생각한다. 네 체질 중 가장 이해를 잘하는 편이다. 다른 체질과 달리 즐거움을 지나치게 탐하며 몹시 좋아한다. 인간관계를 형성함에 있어서는 항상 뒤에서 꾸미면서 중심에 있기만을 좋아한다. 물질을 탐하는 마음이 네 체질 중 제일 지나치다. 대체로 태음인 성격은 조용하고 차분하며, 끈기 있고 우직하다. 물욕이 있고 자신의 일에 충실한 형이다.

성질재간

천성이 고상하여 사람들을 가르쳐 원하는 방향으로 인도를 잘한다. 사람들의 부지런함과 게으름을 잘 구별한다. 친척이나 친지들을 잘 모여 들게 한다. 그들과의 좋은 인간관계를 형성하여 대사를 도모하는데 뛰어나다. 자신의 집안일만 중하게 여기고 바깥일을 소홀히 하여 욕을 먹기도 한다. 이루고자 하는 일이나 해야 할 일보다는 재화로 욕심을 채우려한다. 잘 생각하고 멀리 냄새를 맡아 이해를 헤아리는 능력이 있다. 교만한 마음이 있다. 현실성이 떨어지는 예산이나 계획을 고집하여 주책없다는 말을 잘 듣는다. 어떤 일을 성취하는 재주가 뛰어나다. 입신출세에 능하다. 게으른 마음이 있어 "게으르다!"는 소리를 듣기도 한다.

항심

태음인은 항상 조심하는 마음이 지나친 겁심(怯心)이 있다. 하는 일에 자신이 있을 때는 겁심이 안정되어 제 할 일을 잘 찾아 처리하여 보는 사람에게 믿음이 가게 한다. 자신이 없을 때는 겁심이 발동하여 두려움 때문에 일을 해보지도 않고 조심성이 지나쳐 결심을 못하고 주저주저한다. 보수적이며 변화를 좋아하지 않는다. 현재의 자신, 현재의 상태에만 더욱 몰입하는 경향이 강하다.

심욕

태음인은 예의범절을 중요시하고 어질음을 경시하는 "욕심에 눈이 먼 마음(極慾之心)"이 있다. 예의범절을 지키는 것을 좋아하고 마음을 어질게 가지는 것에는 별로 관심이 없다. 항상 재화를 탐하고, 체통을 지킴에 있어 자신은 높이면서 남은 낮춘다. 마음은 항상 남의 것을 빼앗는데 관심이 있다. 자기 것을 지키려는 마음이 너무 강하여 탐욕이 과한 편이다. 구두쇠라는 소리를 듣기도 한다.

다. 소양인

기상

소양인은 "엄하다!, 강인하다!, 꽉 끌어안는다!, 눈빛이 매섭다!"는 기상을 풍긴다. 날카롭고 용감하며 똑똑하게 보인다. 소양인 중에도 가끔은 소음인처럼 작고 조용하며 단아한 모습도 있다. "거동하려고만 하고 머물러 있으려 하지 않는 것(欲擧而不欲措)"이 특징이다. 용감하고 적극적이다. 참여하여 앞장서기 때문에 항상 움직이려는 기운을 느낀다. 자신의 힘이 부족하거나 움직일 여건이 안 된다고 느끼면 감히 움직이려 하지 못한다. 후천적으로 피동적이거나 기를 펴지 못하는 여건 하에서 성장한 소양인은 소양인으로서의 기상이 전혀 나타나지 않는 경우도 있다.

성격

용맹스럽다. 사람들이 서로 업신여기는 것을 몹시 싫어한다. "사람은 한 인간으로서 대등하다."는 인식이 강하여 사람들을 공평하게 대한다. 그 사람의 사회적 지위나 빈부에 따라 차등을 두어 대하지 않는다. 자신이 업신여김을 받았다고 생각이 되거나 남을 업신여기는 것을 보게 되면 인내를 못하는 편이다. 높은 공직에 있다고 해도 근친도 돌봐주지 못하는 유형이다. 옛날의 인연이라든지 같은 지방 사람들이라는 이유만으로 서로 끌어 준다든지 보호해 준다든지 하는 것에는 별로 관심이 없다. 다른 체질과 달리 격렬하게 슬퍼하고 크게 화를 내기도 한다. 사람들과의 교제가 뛰어나다. 항상 자기가 나서서 주장이 되려 한다. 대체로 양인답게 강인함도 있고 적극성도 있어 어떤 일을 착수하는데 어려워하지 않는다. 너무 앞뒤를 재다가 시기를 놓치지 않는다. 앞뒤를 다 재 놓고도 못미더워서 주저주저하다 세월 보내는 성격이 아니다. 행동거지가 활발하고 몸가짐이 날래며 시원시원한 성격이다.

성질재간

소양인은 마음이 넓고 속이 막히지 않아 사람들을 잘 공경한다. 사람을 업신여기지 않으며 예의범절이 밝아 사람들과의 교제가 뛰어나다. 사람들의 지혜로움과 어리석음을 잘 구별한다. 집안일에 소홀하고 밖의 일을 중시한다. 여색을 밝히는 경향이 있다. 집안이 불안정할 수도 있으며 극단적으로는 큰 분란을 가져오는 경우도 있다. 잘 물어보고 멀리 보는 능력인 도량(度量)이 있다. 마음이 너그럽고 생각이 깊으며 포부가 크다. 사실 이상으로 과장하는 마음인 과심(夸心)이 있다. 태도나 차림새가 위엄(威儀)이 있다. 스스로 자신을 높이려 하는 마음인 치심(侈心)이 크다.

항심

소양인은 늘 두려워하는 마음인 구심(懼心)이 있다. 무슨 일이든 쉽게 시작하고 가볍게 추진한다. 그러다 보니 "뒤에 가서 무슨 일이 생기지 않을까?" 하고 두려워하는 마음을 항상 가지고 있다. 문제들이 잘 풀려 구심이 안정되면 거처가 편안하고 하는 일에 몰두하여 절도가 있게 된다. 하는 일들이 꼬여서 심각한 문제로 확산되어 심리적 타격을 입게 되면 구심이 점점 커지게 되어 마음을 잡지 못하게 된다. 건망증이 있다.

심욕

소양인은 의로움(義)을 중시하고 지혜로움(智)을 경시한다. 항상 의로움을 기준으로 사람의 옳고 그름을 판단하고 옳지 않다고 생각되면 몹시 혐오한다. 가식적인 마음이 있다. 명예를 탐한다. 아끼고 공경함에 있어 자신은 가볍게 생각하면서 남에게는 중히 여기도록 한다. 마음속으로는 자기와 가치관이 다른 사람들을 업신여긴다.

라. 소음인

기상

소음인은 "따뜻하다!, 깔끔하다!, 순하고 애교가 있다!"는 기상을 풍긴다. 일반적으로 기가 부족하기 때문에 몸이 허약하거나 무력해 보인다. 코끝이 덜 발달되었고 눈썹이 약간 처진 순응형이다. "집에만 있으려 하고 밖으로 나가려 하지 않는 것(欲處而不欲出)"이 특징이다. 현재 자기가 처한 위치나 상황을 고수하려 하고 옮기려 하지 않아 소극적인 기운을 느끼게 된다. 자기의 처한 위치나 상황을 고수하려는 것은 자신이 움직이지 않고도 일을 다 처리

할 수 있다고 생각하기 때문이다. 자신의 역량이나 계책이 부족하다고 판단될 때는 자신이 처한 위치나 상황만을 고수하려 하지 못한다.

성격

단정하다. 소음인은 사람들의 삶, 즉 이해에 밝다. 사람들이 서로 보호해 주는 것을 매우 좋아한다. 지연이나 학연, 근무연 등을 따져서 서로 끌어주고 보호해 주는데 관심이 많다. 출세를 하게 되면 능력에 관계없이 자기와 인연 있는 사람들을 주변에 배치시킨다. 자기중심적이다. 자신이 당연히 보호를 받아야 함에도 보호를 받지 못했다고 생각이 되거나 인연이 있는 사람들이 서로 보호를 하지 않는 것을 보게 되면 인내를 못하는 편이다. 자신의 약점 노출을 아주 싫어한다. 여러 사람 앞에 나서는 것을 좋아하지 않는다. 특이점이 별로 없어 많은 사람 속에 있으면 표가 나지 않는다. 사람들을 대등하다고 보지 않는다. 사람들을 대함에 있어 그 사람의 사회적 지위나 빈부귀천에 따라 차등을 둔다. 사람들이 서로 업신여기는 것을 당연시 한다. 권력을 잡게 되면 자기 밑에 사람들을 함부로 부리는 편이다. 다른 체질과 달리 지나치게 기뻐하고 심하게 즐거워하기도 한다. 집안을 어질고 자애롭게 다스린다. 재산관리도 잘하며 가정을 안정되게 가꾸는데 능하다. 안일함만을 탐하는 마음이 지나치다. 대체로 내성적이어서 소극적이며 수동적이다. 추진력이 약하다. 생각이 치밀하고 침착하다. 잠시 감정에 휩싸일 때도 있지만 이성적으로 꼼꼼하게 따져보고 행동한다.

성질재간

마음이 평탄하고 모나지 않아 사람들을 잘 위로하고 따르게 한다. 사람들이 능력이 있는지 없는지를 잘 구별한다. 재주가 많다. 사람들과의 인간관계를 소홀히 하여 사람들로부터 소외나 모함을 잘 당하기도 한다. 경쟁 심리가 강하여 질투심이 크다. 미래보다는 현재의 이해를 중요시한다. 맛을 보고 분별하는 재주인 경륜(經綸)이 탁월하다. 함부로 칼자루를 휘두르는 마음인 긍심(矜心)이 크다. 일을 꾀하고 행하는 방략(方略)이 뛰어나다. 남의 물건에 대한 욕심(慾心)이 있다. 남의 것을 훔치려 하거나 일을 소홀하게 처리하기도 한다.

항심

소음인은 천성적으로 늘 불안정한 마음이 있다. 세심하고 소심한 성격이다. 별일 아닌 것 가지고도 조바심하고 불안해한다. 항상 작은 일에도 걱정이 많고 심하면 잘 먹지도 못한다. 먹고 나서도 소화가 되지 않아 답답해한다.

심욕

소음인은 지혜로움(智)을 중요시하고 의로움(義)을 경시한다. 지혜로움만을 좋아하여 추구하고 자신이 지켜야 할 도리에는 별로 관심이 없다. 자신의 안일함만을 꾀하는 마음이 있다. 항상 지위를 탐한다. 자기는 보답을 크게 받기를 원하면서 남에게는 보답이 박절하다. 마음은 오로지 남을 질투한다. 내성적이고 소극적인 성격이다. 주위 환경이나 여건이 어려워지게 되면 더욱 소극적으로 변한다. 조그마한 모험도 하지 않으려 한다. 소극적인 성격으로 인해 성과를 적게 거두는 편이다. 큰 성과를 쉽게 얻으려는 마음은 있어 높은 지위를 탐한다. 자기는 안일함만을 추구했으면서도 열심히 노력하여 많이 거둔 사람들을 질투한다.

4 병증에 의한 체질식별 방법

일반 한의학에서는 체질마다 고유한 병이 있다고 보지 않는다. 다시 말해 어느 질병이 누구에게는 걸리고 누구에게는 걸리지 않는다는 식으로 생각하지 않는다. 이는 "인체는 원래 조화와 균형을 이루고 있는데 내·외의 어떤 요인이 인체에 작용해서 이 균형을 깨뜨렸을 때 병이 온다."는 견해를 가지고 있기 때문이다. 그래서 한의학에서는 부족하거나 지나쳐서 균형이 파괴된 상태를 각각 허(虛)와 실(實)로 구별하고, 이 허실(虛實)을 없애어 균형을 다시 찾는 것에 치료의 목적을 두고 있다.

이에 비해 사상의학에서는 인체를 원래 불균형 상태의 불완전한 실체라는 전제하에 사람의 병은 체질별로 다르게 나타난다고 본다. 사람의 장기는 마치 천평칭(天平秤)[10] 양단의 관계와 같아 폐(肺)·비(脾)·간(肝)·신(腎) 사장 중 어느 한 장기를 강하게 타고 나면 그와 음양 관계가 있는 다른 장기는 상대적으로 약하게 타고 난다. 이 생래적인 불균형 상태를 건강한 상태로 전제한다. 생래적인 불균형 상태가 육체적이든 정신적이든 어떤 악조건에 놓이게 되면 강한 장부는 더욱 강하게 되고 약한 장부는 더욱 약하게 되어 더욱 심한 불균형상태가 된다. 이 심한 불균형 상태를 병태(病態)로 보고 제일 강한 장부의 각강화(各强化)와 제일 약한 장기의 과약화(過弱化)를 병원(病原)으로 본다. 체질마다 병과 그 증상이 다르다는 견해는 여기서 비롯한 것이다. 따라서 치료에 있어 기본개념은 각 병증의 병원(病原)인 과강병원(過强

---

10) 가운데의 줏대에 걸친 가로장 양쪽 끝에 저울판을 달고 한 쪽에 달 물건을, 다른 쪽에 추를 놓아 평평하게 하여 물건 질량을 계측하는 저울

病原)은 사(瀉)해 주고, 과약병원(過弱病原)은 보(補)해 주어 원태(原態)로 복귀시켜 주는 것이다. 그것이 『동의수세보원』의 약리이다.

마음을 바라볼 때도 이러한 시각이 그대로 적용된다. 원래 타고난 인격자나 성인은 있을 수 없고 누구나 조금씩은 치우친 마음을 가지고 태어난다. 이 치우친 마음을 어떻게 갈고 닦느냐에 따라 성인이 될 수도 있고 범인이 될 수도 있다. 사상의학에서는 외적인 요인에 의해 병이 발생한다 해도 내적인 신체조건을 통해서만 비로소 병으로 발전한다고 보기 때문에 신체 내부요인을 병의 근본적인 원인으로 본다. 특히 심적인 요소는 인체의 조화를 이루고 있지 않은 생래적인 불균형 상태를 더욱 심한 불균형 상태로 악화시킬 수 있으므로 중요한 항목이 되는 것이다.

사상의학에서는 같은 증상이라도 어떤 사람에게는 병의 징표일 수 있고 어떤 사람에게는 건강의 징표가 될 수 있다고 본다. 체질마다 특유한 질병의 징후와 경과가 있다는 견해이다. 태음인이 땀을 흘리면 건강의 징표이지만 소음인이 땀을 흘리면 병의 징표가 될 수 있다는 것이 그 대표적인 예이다. 또 질병에 따라서는 특별한 체질의 사람만이 걸릴 수 있는 병도 있다고 본다. 즉 체질병증이 있다는 것이다. 이와 같은 점을 알면 질병을 무리 없이 효과적으로 치료할 수도 있으며, 또 각 사람에게 발생하는 질병적인 특성을 보고 체질을 식별할 수도 있는 것이다.

사람은 체질별로 건강의 조건이 다른데 이것을 완실무병(完實無病) 조건이라고 한다. 태양인은 소변이 잘 나오면 건강한 상태이고 소음인은 소화가 잘 되면 건강한 상태이다. 질병이 생기는 징후 역시 체질별로 다른데 이것을 대병(大病)이라고 한다. 대병이란 큰 병이란 뜻이지만 여기서는 체질에 따라서 고유하게 나타나는 체질병으로 아직은 중병이 아닌 상태를 말한다. 이와 같이 체질마다 완실무병 조건이 다르고, 체질병이 다르며, 병의 경과가 다르

---

11) 음식물을 위로 넘기기를 어려워하고, 넘겼다고 해도 위에까지 내려 보내지 못하고 이내 토하는데 토할 때는 식도 부위에서 서늘한 바람이 나오는 것같이 막힘없이 토해내는 증상

다. 이를 알고 평소의 건강상태와 병의 경과를 점검해보면 그 사람의 체질을 식별할 수 있게 된다.

가. 태양인

완실무병 : 태양인은 일반적으로 잔병이 없다. 소변 량이 많고 잘 나오면 건강한 상태이다. 그래서 몸이 불편해지기만 하면 평소 잘 나오던 소변이 잘 나오지 않고 양이 적어지는 사람은 태양인이라고 보면 된다.

대병 : 몸의 상태가 불편해지면서 병이 생기는 징후로 입에서 침이나 거품이 자주 나오는 사람은 태양인일 가능성이 높다.

중병 : 태양인의 대표적인 체질병증으로는 열격증(噎膈症)[11]·반위증(反胃症)[12]·해역증(解㑊症)[13]이 있다. 이 병의 증상들은 평소에는 무병 건강한 사람처럼 보이다가 증세가 중하게 되면 위급한 증세로 나타난다. 이런 증세가 있으면 그 사람을 태양인으로 보면 된다. 소음인 노인에게도 간혹 열격증이 발생하기 때문에 태양인으로 오인하지 않도록 조심해야 한다.

나. 태음인

완실무병 : 태음인은 땀이 잘 나면 건강하다고 볼 수 있다. 건강한 태음인의 근육은 견실하다. 흔히 땀을 많이 흘리면 몸이 허하고 병든 징조라고 생각하기 쉽다. 태음인의 경우에는 오히려 땀이 많으면 건강한 징조이다. 태음인은 몸에 불편한 곳이나 아픈 곳이 없어도 평소 땀이 많은 편이다. 조금만 움직여도 땀을 흘리고 심지어는 겨울철에 따뜻한 음식을 먹으면서도 땀을 흘린다. 소음인은 이렇게 땀을 흘리고 나면 기력이 탈진하여 맥을 못 추거나 신

---

12) 음식을 먹으면 명치 아래가 불러오고 그득한 것같이 느끼고 일정 시간이 지난 후 음식물이 전혀 소화되지 않은 채로 토해내는 증상
13) 온몸이 늘어지면서 노곤함을 느끼고 움직이기를 싫어하며 하체가 풀리고 다리에 힘이 없어 걷지를 못하는 증상

열(身熱)이 나서 앓아눕게 된다. 하지만 태음인은 땀을 흘리고 나서는 오히려 상쾌해 한다. 근육이 견실하고 불편한 곳이 없는데도 땀을 많이 흘리는 사람은 태음인일 가능성이 높다.

대병 : 평소에 땀을 잘 흘리던 사람이 몸의 상태가 안 좋아지면서 피부가 단단하고 치밀해지고 땀이 잘 안 나오는 징후를 보이는 사람은 태음인일 가능성이 있다.

중병 : 설사병이 생겨 소장의 중초(中焦)가 꽉 막혀서 마치 안개가 낀 것 같이 답답하게 느끼는 증상은 태음인에게 생기는 특이증이다. 그런 증상이 있으면 태음인일 가능성이 높다. 흉격증(胸膈證)[14] · 정충증(怔忡症)[15] · 목자상인증(目眥上引症)[16] · 목정내통증(目睛內疼證)[17] 역시 태음인의 병증이다.

다. 소양인

완실무병 : 소양인은 대변이 잘 통하면 건강한 상태이다. 평소에 대변을 순조롭게 보다가 몸이 불편해지기만 하면 변비부터 나타날 경우 소양인으로 볼 수 있다. 태음인은 변비가 잘 생기고 변비가 있어도 병이라고까지 볼 수 없는 경우가 많다. 하지만 소양인의 경우는 대변의 소통여부가 건강을 판단하는 뚜렷한 징표가 되니 참고할 만하다.

대병 : 평소에는 대변을 잘 보다가 몸의 상태가 안 좋아지면서 대변을 잘 못 보는 사람은 소양인일 가능성이 높다. 소양인은 병의 진전이 빠르기 때문에 대변이 불통하여 대병으로 의심이 되면 즉시 치료책을 강구해야 한다.

중병 : 이삼 일 대변을 못보고 가슴이 뜨거워져서 답답해하는 사람은 소양인일 가능성이 높다. 소음인은 설사가 멎지 않으면 아랫배가 얼음장처럼 차지는 증세를 보이는 데 반해 소양인은 대변을 오래 보지 못하면 반드시 가슴

---

14) 폐기종과 기흉   15)신경성 심계항진
16) 눈꺼풀이 위로 당기는 증상   17) 안구 통증

사상의학과 처세술

이 뜨거워지는 증세를 보이는 것이 특징이다.

라. 소음인

완실무병 : 소음인은 소화가 잘되면 건강한 상태이다. 소화가 잘된다는 것은 소음인에게 가장 허약한 비장의 기운이 왕성하다는 것을 의미하기 때문이다. 몸이 조금만 불편해져도 음식을 먹고 싶어 하지 않고 먹어도 가슴이 그득함을 느낀다고 하면 소음인일 가능성이 높다. 소음인은 식욕이 갑자기 떨어지면 스스로 몸이 불편함을 느끼게 된다. 피부가 견실하고 긴밀하면 건강하다고 볼 수 있다.

대병 : 평소에는 땀을 잘 안 흘리던 사람이 몸의 상태가 나빠지면서 땀을 잘 흘리는 사람은 소음인일 가능성이 높다. 소음인은 태음인과는 달리 허한 땀이 나오면 병이 이미 진행되고 있다는 징표이기 때문에 서둘러 치료해야 한다.

중병 : 설사를 계속 하면서 아랫배가 얼음장같이 차가운 증상을 보이는 사람은 소음인일 가능성이 높다. 소음인은 비위(脾胃)가 허약하기 때문에 그로 인해 비롯되는 병이 많다. 평생 위장병을 지고 가는 것처럼 보이는 사람은 대부분 소음인이다. 몸이 많이 아픈 상태에서 땀을 잘 흘리는 증상이 있거나 수족문란증(手足悗亂證)[18]이 있으면 소음인일 가능성이 높다. 소음인의 경우 다른 병이 있더라도 비위가 별 탈이 없으면 크게 염려할 바가 없다. 어떤 병을 불문하고 땀이 많지 않고 물을 잘 마실 수 있으면 큰 병은 아니다.

---

18) 손발이 떨리고 힘이 없는 병증

5 기타 습관 및 특징 등에 의한 체질식별 방법

일상생활 속에서 관찰하기 쉬운 사람들의 목욕습관, 말하는 재간, 옷 입는 스타일, 식사 및 음주 습성, 손발의 상태, 피부 및 땀 흘리는 특성 역시 체질식별에 아주 중요한 단서가 될 수 있다. 이러한 특징들 역시 체질에 따라 현저하게 다르게 나타나기 때문이다. 이를 체질별로 정리하면 아래와 같다.

가. 태양인

목욕습관 : 태양인은 따뜻한 체질이라 더운 곳을 좋아하지 않는다. 샤워 위주로 간단하게 목욕하는 편이다. 뜨거운 탕 속에 오래 머물러 있지 않으며 사우나도 즐기지 않는다. 목욕을 즐기지는 않아도 목욕한 후에는 시원·상쾌해 한다.

말재간 : 말을 잘하는 편이다. 대중 앞에서도 거침없이 자기의 의사를 펼친다. 변설이 뛰어나기도 하며 기발한 발언도 잘한다. 때로는 자기의 주장만이 옳다고 우기며 상대방의 주장이나 반박을 묵살하는 경향이 있다. 자신의 주장을 반박하는 상대방에게 폭언이나 욕설을 퍼붓고 분노를 터뜨리기도 한다.

옷 입는 스타일 : 옷차림에 대한 관심이 적은 편이다. 아주 화려한 것이 아니면 검은색이나 흰색 같은 단색을 선호하는 경향이 있다. 때로는 어떤 목적을 위해 마음에 없는 옷차림을 하기도 한다.

사상의학과 처세술

식사 및 음주 습성 : 태양인은 대체로 생랭하고 담백한 음식을 좋아한다. 열성 음식으로 분류되는 꿀, 인삼 등은 좋아하지 않으며 술은 안 맞는다고 얘기한다. 식성은 그리 까다롭거나 짧지는 않은 편이다.

손발의 상태, 피부 특성 등 : 태양인은 손발이 약간 촉촉한 느낌이 들며, 피부는 잘 발달하여 매끄럽고 탄탄하다. 피부질환이 없는 편이다. 터럭은 뻣뻣하고 윤기가 난다.

나. 태음인

목욕습관 : 태음인은 목욕을 몹시 좋아하며 즐기는 편이다. 목욕탕을 전세 낸 사람처럼 목욕한다. 뜨거운 탕에 들어가서 그 기분을 즐긴다. 사우나에 들어가서도 별로 답답해하지 않고 땀 흘리는 것을 좋아한다. 목욕을 하다가 누울 자리를 찾아서 한잠 늘어지게 자기도 한다. 샤워도 안 하고 사우나실로 직행하거나, 사우나에 들어갔다 나와서는 땀도 씻지 않고 찬물에 풍덩 들어가기도 한다. 동료들은 모두 목욕을 끝내고 나갔는데도 아직 여유를 부리며 목욕을 즐기는 사람은 태음인이다. 눈이 빨개질 정도로 목욕을 하고도 별로 피곤해 하지 않는다. 목욕 후에는 땀을 많이 흘린 후라 기분이 좋아 활발하다.

말재간 : 과묵한 편이나 일단 말을 하면 많이 한다. 말이 어눌하고 조리가 없다. 성공담을 즐겨 이야기한다. 자기주장을 끝까지 피력하고 설교조로 이야기를 잘한다. 말끝에는 자신의 뜻을 암시하는 말을 붙이는 경향이 있다. 남에게 훈계는 잘하면서 남의 훈계는 싫어한다. 친구나 교제상 필요한 사람과는 얘기를 잘 하면서 집안에서는 별로 말이 없다. 화술은 비논리적이어서 토론에는 약하다. 대중 앞에서 자기주장은 강하게 표현하는 편이다.

옷 입는 스타일 : 내면적으로는 화려한 색을 좋아하나 보통 점잖으며 격식을 갖춘 정장을 주로 입는다. 유행에 둔감하여 옷을 세련되게 입지 못한다. 유행에 따라 옷을 잘 구입하지도 않는 편이다. 유행이 지난 촌스럽게 보이는 옷도 별로 구애 받지 않고 잘 입는다.

식사 및 음주 습성 : 태음인은 음식을 비교적 천천히 먹는다. 식성이 까다롭지 않고 장소를 가리지 않는다. 소화력이 뛰어나 대식가가 많고 폭음·폭식하는 경향이 있다. 식탐을 한다. 우유와 기름진 음식을 좋아한다. 맛있게 때로는 탐욕스럽게 먹기도 한다. 음식 투정이 별로 없으며 음식을 먹을 때 땀을 많이 흘리는 편이다. 땀의 굵기는 일반적으로 소양인보다 작다. 중병을 앓고 나서도 입맛이 돌아오는 순서는 단연 태음인이 1위이다. 태음인 여성은 입덧을 그렇게 심하게 하지 않으며, 토하고 나서도 메슥메슥한 것만 없으면 음식을 먹을 수 있는 체질이다. 대체로 음식을 크게 푸짐하게 만드나 모양새는 투박한 편이다. 태음인은 술에 가장 강한 체질이다. 술을 제일 즐기는 편이다. 술의 종류를 가리지 않으며 취해도 얼굴이 잘 빨개지지 않는다. 과음했을 때 콩나물국을 좋아한다. 주량도 커서 대주객들이 이 체질에 해당한다.

손발의 상태, 피부특성 등 : 태음인은 따뜻한 기운이 정기이기 때문에 손발은 약간 건조하다는 느낌이 들 때 정상적인 생리 상태라 할 수 있다. 태음인은 육질(살)이 발달한 특징을 갖고 있다. 일반적으로 살이 찌는 편이며 당뇨가 잘 나타난다. 피부가 약해 피부질환이 가장 많은 편이다. 여드름도 많이 나타난다. 고혈압 역시 잘 나타나는 체질로 통계학 상 대략 중풍환자의 70% 정도가 태음인이라 한다.

다. 소양인

목욕습관 : 소양인은 열성체질이라 목욕은 샤워 위주로 간단하게 하고 빨리 끝낸다. 목욕탕 안이 후덥지근하여 오래 있기가 거북하기 때문이다. 뜨거운 탕 속에 오래 머물러 있지 못하고 찬물에 들락거린다. 사우나 역시 가슴이 답답하고 혈압이 오르는 것 같이 느껴서 좋아하지 않는다. 때를 미는 것에는 관심이 없고 간단한 비누칠과 샤워로써 목욕을 끝내는 편이다. 인내심을 발휘하여 다른 사람들만큼 시간을 들여 목욕한 후에는 그 사람들보다 더 상쾌해 한다. 그러나 보통은 목욕을 아주 간단하게 하기 때문에 언제 목욕했느냐고 할 정도이다. 여럿이 목욕을 갔는데 목욕을 하는 둥 마는 둥하고 목욕탕에서 제일 먼저 나오는 사람은 소양인이라 보면 틀림없다.

말재간 : 대체로 말이 많은 편으로 좀 수다스럽다. 재치와 유머가 풍부한 화술을 지니고 있다. 제스처가 풍부하고 말에 설득력이 있다. 반면에 말에 실수가 많고 말참견을 잘한다. 무의식중에 타인의 자존심을 건드리는 말도 잘한다. 말이 장황한 편이다. 시비에 집착하여 논쟁이나 비판을 좋아한다. 말거리를 만들어 대화를 주도하는 편이다. 말하면서 쉽게 흥분하기도 한다. 머리의 회전이 빨라 말도 빨리 하는 편이다. 때로는 머리의 회전에 말이 따라가지 못해 더듬거리기도 한다. 말하는 중에 종종 주제를 잘 잃어버리기도 한다. 상대방의 말을 잘 경청하지 않는 편이다. 상대방의 말을 묵살하거나 말을 가로채는 경향도 있다. 대화중에 시선을 한 곳에 집중하지 못하고 사방을 두리번거리기도 한다.

옷 입는 스타일 : 미적 감각과 유행 감각이 있어 옷차림이 개성적이고 대담하다. 때로는 지극히 수수하거나 아주 어색한 옷차림을 하기도 한다. 한 가지 옷에 이내 싫증을 느끼고 옷을 자주 갈아입는 편이다. 옷도 잘 사는 편이

고 충동구매도 잘한다.

식사 및 음주습성 : 음식을 빨리, 많이 먹는 편이다. 대식가가 많다. 소화에 거의 문제를 느끼지 않는다. 먹는 양에 비해 살이 안찌는 편이다. 격식을 싫어하고 부산스럽게 먹는다. 입맛이 까다롭지 않다. 모양새가 좋은 음식보다는 푸짐한 음식을 좋아한다. 색다른 음식에 도전도 잘하고, 맛없는 음식도 불평 없이 잘 먹는다. 더운 음식보다는 차고 담백한 음식을 좋아한다. 아침에 일어나 냉수 한 대접을 단숨에 들이키면서 "시원하다."고 한다. 약간 짜게 먹는 편이다. 열성체질이라 술과 꿀, 인삼 등은 체질적으로 좋아하지 않는다. 음주를 하게 되면 빨리 취한다. 금방 얼굴이 빨개지는데 술이 깨는 것도 빠르다. 대부분 어쩔 수 없어 술자리에 끼는 형이다. 대체로 맥주와 같이 용량이 많고 시원한 것을 좋아한다. 과음했을 때는 대체로 물을 많이 마신다.

손발의 상태 및 피부특성 등 : 소양인은 네 체질 중 땀의 굵기가 가장 크다. 건강한 소양인은 손발에 땀이 적당히 난다. 몸이 아주 나빠지면 손발에 땀이 나지 않고 오히려 건조해지거나 갈라진다. 소양인은 근육이 잘 발달하는 특징이 있다. 반면에 골다공증과 당뇨가 일부 나타나기도 한다. 태양인과 비교 시 피부질환이 어느 정도 있는 편이다. 여드름이 나타나기도 한다. 통계적으로 보면 소양인의 50%정도에 고혈압이 나타나며 전체 중풍환자의 25% 정도가 소양인이라고 한다.

라. 소음인

목욕습관 : 목욕탕에서 목까지 뜨거운 물에 담그고 즐길 수 있는 사람은 소음인이다. 땀을 많이 흘리거나 뜨거운 데에 오래 있으면 힘이 빠져 쉽게 지

친다. 목욕을 오래하는 것을 싫어하고 사우나 역시 기운이 쇠진하여 좋아하지 않는다. 한성체질이다 보니 다른 체질에게는 정상적으로 느껴지는 목욕물을 좀 차다고 불평을 하기도 한다. 다른 체질과 비교 할 때 꼼꼼하게 구석구석 때를 미는 타입이다. 소음인은 목욕을 오래하면 할수록 더 지치기 때문에 목욕을 더하고 싶어도 태음인처럼 오래하지 못하고 끝낸다. 목욕을 한 후에는 보통 기운이 없어 늘어지는 편이다.

말재간 : 과묵한 편은 아니나 말이 많은 편도 아니다. 말은 조용하며 침착하고 다소 느린 어조이다. 조리가 있고 논리 정연하다. 표현이 정중하여 흠 잡을 데가 없다. 상대방을 차분히 설득하는 식으로 얘기하는 타입이다. 말투나 내용이 별로 재미가 없어 상대방의 주위를 집중시키지는 못한다. 그러다 보니 여러 사람 앞에서 말을 잘 못하는 편이다. 토론이나 1대1의 대화에는 강하다. 상대방의 얘기를 경청하는 편이다. 토론 중에 자신의 주장에 틀린 것이 밝혀져도 잘 수긍하지 않는다. 자신의 발언에 대한 취소나 사과 역시 잘 하지 않는다. 더욱이 자신의 이해에 상반될 경우에는 절대 인정하거나 양보하지 않는다. 상대방의 약점이나 말의 실수를 야비할 정도로 물고 늘어지기도 한다. 호흡이 평소에는 고르지만 간혹 한숨을 쉬기도 한다.

옷 입는 습관 : 세련미가 있고 몸매가 좋아 웬만한 옷은 잘 어울린다. 세련된 멋쟁이 타입이다. 유행에 민감하며 옷에 대한 관심도가 높다. 옷을 구입할 때는 꼭 필요한 것을 세심히 살펴 구입한다. 화려한 것을 좋아하지만 파격적이기 보다는 무난하면서도 자세히 보면 품위가 있고 고상한 옷차림을 좋아 한다.

식사 및 음주 습성 : 소음인은 입맛이 제일 까다로운 편이다. 입이 짧고 입맛을 쉽게 잃는 체질이다. 정갈하게 꾸며진 음식상을 좋아한다. 대체로 음식을 천천히 꼭꼭 씹어 먹는 버릇이 있다. 미각이 발달하여 음식 맛을 음미하면서 먹는다. 양보다는 질(맛)을 중요시한다. 음식 먹는 분위기를 중요시한다. 청결하고 무드 있는 장소에서 식사하길 좋아한다. 미식가가 많으며 소화력이 약하여 음식을 많이 먹지 못한다. 어쩌다 많이 먹고 나면 소화에 대해 불편함을 나타낸다. 중병을 앓고 난 후 입맛이 상대적으로 가장 늦게 돌아오는 체질이다. 깔끔하고 모양새 있는 음식을 선호한다. 음식 투정이 많다. 찬 음식보다는 더운 음식을 좋아한다. 여성은 음식 솜씨가 좋아 음식을 맛있고 정갈하게 잘 만든다. 음식 투정이 많고 식성이 까다로운 사람은 소음인이라 생각하면 된다. 소화기능이 약하기 때문에 임신했을 때 입덧을 가장 심하게 하는 체질이다. 소음인들은 대체로 주량이 크지는 않으나 술을 좋아하는 편이다. 대체로 술자리에 잘 어울린다. 술이 취하면 얼굴이 빨개지는 대신 창백해지기도 한다. 평소와 달리 술이 들어가면 흥분이 되어 말수가 많아지고 모임의 분위기를 이끌기도 한다. 많은 양보다는 양이 적은 독한 술을 찾는 편이다. 과음한 후에도 물을 많이 마시지 않는다.

손발의 상태, 피부 특성 등 : 소음인은 정기가 뜨거운 기운이라서 땀을 흘려 정기를 밖으로 배출하고 나면 기운이 상대적으로 많이 빠지는 편이다. 몸을 적실 정도만 땀을 흘리고 나서도 가장 힘들어 한다. 뜨거운 음식을 먹으면서도 땀을 약간 밖에 안 흘릴 정도로 땀을 잘 안 흘리는 편이다. 땀의 굵기는 타 체질과 비교할 때 가장 작다. 성격상 약간 긴장만 해도 손에 땀이 나는 체질이라 손발에 땀이 항상 있다는 느낌이다. 정상 상태인 소음인은 뜨거운 기운의 정기에 의해 손바닥과 발바닥이 뽀송뽀송한 편이다. 소음인은 뼈(골격)가 발달하는 체질이다. 골다공증이 잘 오지 않으며 피부질환 역시 거의 없는 편이다. 일부가 고혈압과 중풍을 앓기도 한다.

6 설문에 의한 체질식별 방법

위에서 사상체질을 판별하는 방법으로 외모 · 심성 · 병증 · 습관 및 기타 특징으로 나누어 설명했다. 위 내용에 의거하여 대부분은 체질식별 대상에 대해 확실하게 무슨 체질이라고 식별할 수 있는데 그러하지 못한 경우도 있을 수 있다. 사람들의 선천적인 생활 습관이나 성격, 그로 인한 체형 등이 때로는 성장과정에서 환경의 영향이나 교육, 훈련 등을 통해서 후천적으로 변형될 수도 있기 때문이다.

본 장에서는 위에서 체질식별을 위한 내용들을 설문으로 만들었다. 각 문항별로 네 개의 보기를 제시하였다. 그 중에 자신의 특성과 가장 가깝다고 생각되는 것을 고르고 해당되는 내용이 없으면 그냥 넘어간다. 설문 후 제시한 체질식별 기준에 따라 체질을 확인하면 된다.

〈체질판별 설문지〉

가. 체형적 특성

(1) 외형
① 가슴과 어깨 부위가 발달하고 아랫배와 엉덩이 이하가 덜 발달하여 전체적으로 어깨가 엉덩이에 비해서 넓은 편이다.
② 허리 이하가 발달하여 실한 편이나 가슴 윗부분은 덜 발달 한 편이다. 서 있는 모습은 배가 나오고 뚱뚱하며 웅장하게 보인다.
③ 아랫배 및 엉덩이 부위가 발달하여 크고 가슴 및 어깨 부위가 덜 발달한 편이다.
④ 등과 가슴 위쪽이 발달하고 허리와 배꼽 사이가 덜 발달한 편이다.

(2) 상하 균형
① 흉골이 발달하여 가슴 부위가 충실한 반면 방광부위의 됨됨이가 빈약하여 앉아 있는 모습이 외로워 보이며 오래 앉아 있는 것을 좋아하지 않는다.
② 허리 부위가 발달하여 서 있는 자세가 굳건해 보이나 이마와 목덜미는 빈약한 편이다.
③ 둔부와 골반이 발달하여 엉덩이가 크고 앉은 모습이 차분하고 안정감이 있으나, 흉골이 작고 가슴둘레가 크지 않다.
④ 머리가 크고 이마는 툭 불거져 나와 있으며 목덜미가 굵고 실하나 상대적으로 엉덩이가 작고 하체가 빈약하여 자세가 안정되어 보이지 않는다.

(3) 신체의 취약점
① 손과 발은 큰 편이나 손목이나 발목이 비교적 가늘고 작다. 상체가 실하고

하체가 가벼워서 걸음걸이가 날래다.
② 목젖이 나왔거나 그렇지 않으면 목이 굵은 반면 가슴 윗 부분이 좁다.
③ 상체보다 하체가 균형 있게 발달하였고, 걸을 때는 앞으로 수그린 모습을 하는 사람이 많다.
④ 오래 걷거나 서 있는 것보다는 앉거나 눕기를 좋아한다.

(4) 용모 특성
① 상체가 실하고 하체가 가벼워서 걸음걸이가 날래다. 먹는 양에 비해 몸이 비대하지 않다. 어깨나 손의 근육이 잘 발달되어 외형적으로는 활동력이 있어 보인다.
② 살이 쪘고(그렇지 않을 수도 있음) 골격이 건실하며 키가 크고 체격이 좋은 편이다. 코끝이 발달해 있다.
③ 상체에 비해 하체가 건실하고 장단지가 굵은 편이다. 체격은 작은 편이고 마르고 약하게 보인다. (또는, 키가 훌쩍 크고 마른 편이다.) 코끝이 작고 안이 드러나 보인다.
④ 용모가 뚜렷하고 마른 편이며 얼굴은 밝은 편이다.

(5) 신체 발달에 따른 재능
① 운동신경이 둔해서 구기, 격투기 같은 운동에 재능이 없다. 손으로 하는 운동을 더 못하는 편이어서 싫어한다.
② 운동신경이 발달하여 구기, 격투기 같은 운동에 재능이 있다. 특히 발로 하는 운동을 잘하고 좋아한다.
③ 운동신경이 발달하여 구기, 격투기 같은 운동에 재능이 있다. 왼손이 강하여 손으로 하는 운동을 더 잘하고 좋아한다.
④ 운동신경이 둔해서 구기, 격투기 같은 운동에 재능이 없다. 발로 하는 운동을 더 못하고 좋아하지 않는다.

(1) 사장(폐비간신)의 기능

① 어지간해서는 소화기 계통에 문제가 없다. 대변은 묽은 편이며 먹은 양 이상으로 화장실에 자주 간다.

② 술에는 강하나 기침감기에 잘 걸리고 걸리게 되면 심하게 앓는다.

③ 대·소변은 일정하고 먹는 양이 적은 편이다. 조금이라도 많이 먹었다하면 소화가 잘 안 되는 것 같고 속이 거북하다.

④ 호흡기 계통 질환으로 고생한 기억은 별로 없다. 술은 조금만 먹어도 금방 얼굴이 빨개지고 좋아하지 않는다.

(2) 사장의 기능차이에 의해 나타나는 특성

① 대식가에 속하나 먹는 양에 비해 비대한 편은 아니다.

② 음식물에 대한 소화·흡수력이 강하여 음식물을 탐하는 편이다. 대식가는 아니면서도 비대한 편이다.

③ 입맛이 예민하여 음식을 적게 먹는 편이다. 음식을 먹고 난 후에는 종종 소화가 되지 않아 불편해 한다.

④ 입이 짧은 편은 아니나 음식에 대한 욕심은 없다. 기름진 음식을 좋아하지 않는다.

(3) 감각기관(이목구비)의 기능

① 색감에 대한 감각과 변별력이 뛰어나다. 옷차림이 화려하고 파격적인데도 잘 어울린다는 말을 듣는다.

② 후각이 발달하여 낌새를 잘 차린다. 음(소리)에 대한 감각이 무뎌서 노래를 좋아하지 않는다. 옷차림이 어색하다는 말을 듣기도 한다.

③ 미각이 뛰어나 양보다는 맛을 우선시하여 음식을 찾는 편이다.

④ 음(소리)에 대한 감각과 변별력이 뛰어나 노래를 잘 부른다.

(4) 체온, 피부, 터럭 특성

① 몸은 뜨거운 편이다. 눈에서 기(氣)가 뿜어 나오는 것 같이 느껴진다는 말을 듣곤 한다. 입은 작은 편이고 근육 발달이 좋다.

② 몸은 서늘한 편이고 살(肉)의 발육이 좋다.

③ 몸은 차고 정력이 세다. 뼈가 강하다.

④ 몸은 따뜻한 편이고 피부는 탄탄하며 터럭은 뻣뻣하다.

(5) 학문사변(學文思辨)에 특성

① 의문이 생기면 누구에게나 잘 물어본다. 하지만 분별력은 부족하다고 한다.

② 사려가 깊은 편이나 배우는 것에는 별로 관심이 없다.

③ 분별력이 뛰어나다. 의문이 있어도 남에게 잘 물어보지 않는 편이다.

④ 배우는 것은 좋아하나 사려는 깊지 못하다고 한다.

(6) 직관력 등

① 눈빛이 예리하다. 현실적 가치보다는 명리를 중시하고 대체로 물질에 대한 욕심이 없는 편이다.

② 사람의 외모만을 보고도 재능과 행실을 탐색할 수 있는 관찰력이 뛰어나다. 사람들을 움직여 일을 꾸미는데 능 하다.

③ 직접 확인해야 믿는 편이다. 변별력이 탁월하여 현실에 이해타산이 밝다고 한다.

④ 영감이 있어 상황 판단력이 뛰어나고 총명하다고 한다.

(1) 기상

① 엄하고 강인하다는 인상이다. 항상 무엇인가를 서두른다는 말을 잘 듣는다.

② 너그럽고 여유가 있으며 점잖은 인상을 풍긴다고 한다.

③ 깔끔하고 순하며 애교가 있어 보인다고 한다. 잘 움직이려 하지 않으려는 인상이다.

④ 곧고 강하다는 인상이다. 강직하다는 말을 잘 듣는다.

(2) 성격 Ⅰ

① 용감한 편이다. 사회적 지위나 빈부귀천에 따라 차등을 두지 않고 사람들에게 공평한 편이다.

② 성취력이 강하다. 사람들이 도리지키는 것을 중시한다.

③ 단정하며 이해에 밝다. 사람들이 지연, 학연, 근무연에 따라 서로 보호해 주는 것은 당연하다고 생각한다.

④ 활달하다. 모든 사람들에게 정직하게 대한다.

(3) 성격 Ⅱ

① 때로는 깊이 슬퍼하고 크게 화를 내기도 한다. 사람들과의 교제가 뛰어나다. 항상 자기가 주장이 되려고 한다.

② 좋아하는 것에 지나치게 탐닉하는 경향이 있다. 일은 항상 뒤에서 꾸미면서도 중심에 있기만을 원한다.

③ 자기중심적이다. 집안을 잘 꾸려나간다. 때로는 편한 것을 너무 좋아한다는 말을 듣기도 한다.

④ 화를 잘 낸다. 경쟁의식이 강하다. 아무 거리낌 없이 무례하게 행동하여 다른 사람들에게 상처를 주기도 한다.

(4) 성격 III

① 적극성이 있어 어떤 일을 착수하는데 주저하지 않는다. 행동거지가 활발하다. 몸가짐이 날래며 시원시원한 성격 이다.

② 조용하고 차분하며 끈기가 있다. 우직하며 욕심이 많다. 내 자신의 일에 충실한 편이다.

③ 내성적이며 생각이 치밀하다. 침착하며 이성적이다. 꼼꼼하게 따지는 편이다.

④ 대체로 굽힘이 없고 용맹하다. 적극적이고 진취적이다.

(5) 성질재간(性質才幹) I

① 마음이 넓고 사람을 업신여기지 않는다. 예의범절이 밝다. 사람들과의 교제가 뛰어나다.

② 천성이 고상하다. 사람들을 잘 가르쳐 인도한다. 주위에 친척이나 친지들과의 인간관계가 좋은 편이다.

③ 마음이 평탄하고 모나지 않아 사람들을 잘 위로하고 달래어 따르게 한다.

④ 말주변이 좋아 사람들과 잘 어울린다. 재화에 욕심이 없어 이루고자 하는 일(事務)을 처리하는 능력이 뛰어나다.

(6) 성질재간(性質才幹) II

① 집안일보다는 밖에 일을 우선시하는 편이다. 무엇인가 해야 할 일을 만들어서 항상 바쁘다.

② 집안일을 너무 우선시하여 비난이나 욕을 먹기도 한다. 명리보다는 재화가 더 중요하다고 생각한다.

③ 사람들과의 좋은 인간관계보다는 현재의 이해가 더 중요하다고 생각한다. 질투심이 크다는 소리를 잘 듣는다.

④ 하고 싶은 일이나 주장, 집착 등을 너무 고집하여 주위 사람들과의 관계가 원만하지 못한 적도 있다.

(7) 성질재간(性質才幹) III

① 잘 물어보고 멀리 보는 능력이 있다. 말이 앞서다 보니 사실 이상으로 과장
   하기도 한다.

② 생각하고 이해를 헤아리는 능력이 있다. 가끔은 주책없다거나 게으르다는 말
   을 듣기도 한다.

③ 맛을 보고 분별하는 재주가 뛰어나다. 나는 내 자신이 꾀가 많다고 생각한다.
   남은 음식이나 물건을 버리는 것이 아깝다고 생각되어 집에 잘 가져오는 편
   이다.

④ 듣고 배우는 재주가 탁월하다고 생각한다. 사물을 분별 할 수 있는 능력이
   뛰어나서 가끔은 우쭐대기도 한다.

(8) 항심(恒心)

① 무슨 일이 생기지나 않을까하고 두려워하는 마음이 마음속에 잠재해 있다.

② 때로는 조심하는 마음이 지나쳐 해야 할 일에 대해 결심을 못하고 주저하기
   도 한다.

③ 세심하고 소심한 성격이다. 별일 아닌 것 가지고도 조바심하고 잘 먹지도 못
   하면서 불안해하는 편이다.

④ 마음이 조급한 편이다. 지나치거나 무리를 할 때는 이 조급한 마음이 일을
   그르치기도 한다.

(9) 심욕(心慾)

① 의롭지 않은 사람을 좋아하지 않는다. 명예를 인생의 중요한 가치관으로 생
   각한다. 나와 가치관이 다른 사람들을 업신여기기도 한다.

② 예의범절이 바른 사람을 제일 좋아한다. 삶을 윤택하게 하는 재화를 좋아한
   다. 내 것을 지키려는 마음이 강하다.

③ 지혜로운 사람이 되었으면 한다. 높은 지위를 좋아 한다. 보답 받기를 원하는

만큼 남에게 대접은 못한다.

④ 어질지 못한 사람을 좋아하지 않는다. 권세를 좋아하며 큰 성과에 관심이 있다. 사람들의 충고나 조언을 잘 듣지 않는 편이다.

라. 병증으로 나타나는 특성

(1) 평소 건강상태

① 건강할 때는 대변이 묽으며 자주 보는 편이다.

② 근육은 건실하며 몸에 불편한 곳이나 아픈 곳이 없어도 평소 땀을 많이 흘린다.

③ 평소에는 그런대로 소화를 시키다가도 몸이 조금이라도 불편해지면 식욕이 떨어지고 소화를 잘 시키지 못한다.

④ 잔병이 없는 편이다. 건강할 때는 소변 량이 많고 잘 나온다.

(2) 몸이 아플 때 나타나는 증상

① 몸이 불편해지면 변비가 나타난다.

② 평소에 잘 흘리는 땀이 잘 안 나오고 피부가 단단하고 치밀해진다.

③ 평소에는 잘 안 흘리는 땀이 몸의 상태가 나빠지면 많이 나온다.

④ 평소 잘 보던 소변을 잘 보지 못하고 그 양이 적어지며 입에 침의 양이 많아지고 거품이 생기기도 한다.

(3) 체질별 특이병 Ⅰ

① 변비가 며칠 지속되면 가슴이 뜨거워진다.

② 설사가 심하면 배꼽 주위가 답답하다.

③ 설사를 계속하면 아랫배가 얼음장같이 차다.

④ 음식이 자주 올라오며 가슴이 불편하다.

(4) 체질별 특이병 II

① 건망증이 있는 편이다.

② 폐기종이나 기흉, 신경성 심계항진, 눈꺼풀이 위로 당기는 증상, 안구 통증으로 고생한 적이 있다.

③ 툭하면 소화가 잘 안 되는 편이다.

④ 온몸이 늘어져 노곤함을 느끼고 하체가 풀려 다리에 힘이 없어서 걷기가 어려운 증상으로 고생한 적이 있다.

마. 기타 특성

(1) 목욕습관

① 목욕은 샤워 위주로 간단하게 한다. 여럿이 목욕을 가면 제일 먼저 목욕을 끝내고 나오는 사람 중에 하나이다.

② 목욕을 몹시 좋아하여 즐기는 편이다. 목욕을 오래해도 별로 피곤함을 느끼지 않으며 목욕 후에는 기분이 좋다.

③ 목욕은 좋아하나 오래하고 나면 지친다. 목욕을 다녀와서는 기운이 없어 늘어지는 편이다.

④ 뜨거운 탕 속에 오래 머물러 있지 않으며 사우나도 즐기지 않는다. 목욕을 간단하게 마치며 즐기지 않으나 목욕한 후에는 시원·상쾌해 한다.

(2) 말재간

① 대체로 말이 많은 편이다. 제스처가 풍부하며 설득력이 있다. 말참견을 잘하고 말하면서 흥분을 잘한다. 상대방 의 말을 경청하지 않는 편이다.

② 과묵하다. 집안에서 별로 말이 없다. 내 주장은 강하게 표현하는 편이다.

③ 말은 조용하며 침착하고 조리가 있다. 논리 정연하나 말투나 내용이 별로 재미가 없다. 상대방의 주위를 집중시키지 못하는 편이다.

④ 말은 잘하는 편이며 변설이 뛰어나기도 하다. 때로는 자기 주장만을 고집하기도 한다. 상대방의 주장이나 반박을 묵살하는 경향이 있다.

(3) 옷 입는 스타일

① 미적 감각과 유행 감각이 있어 옷차림이 개성적이고 대담하다. 옷을 잘 사는 편이고 충동구매 경향이 있다.

② 세련된 옷보다는 점잖으며 격식을 갖춘 정장을 주로 입는 편이다.

③ 세련미가 있고 몸매가 좋아 웬만한 옷은 잘 어울린다. 화려거나 파격적이기보다는 무난하면서도 품위가 있고 고상한 옷차림을 좋아한다.

④ 옷차림에 대한 관심이 적은 편으로 아주 화려한 것이 아니면 단색을 선호하는 경향이 있다.

(4) 식사 및 음주 습성

① 입맛이 까다롭지 않다. 음식을 빨리, 많이 먹는 편이다. 푸짐한 음식을 좋아한다. 꿀과 인삼은 좋아하지 않는다. 술은 빨리 취하고 깨는 것도 빠르다.

② 음식을 천천히 먹는 편이다. 식성이 까다롭지 않고 특히 기름진 음식을 좋아한다. 술을 좋아하고 즐기며 많이 마신다.

③ 깔끔하고 모양새 있는 음식을 선호하며 입맛이 까다로워 음식 투정이 많다. 주량은 크지 않으나 술을 좋아한다.

④ 대체로 생랭하고 담백한 음식을 좋아한다. 꿀과 인삼은 좋아하지 않으며 술은 몸에 안 맞는다.

(5) 손발 및 피부 특성

① 땀방울이 크고 손발에 땀 기운이 느껴진다. 근육이 잘 발달한 편이다.

② 피부가 두껍게 느껴지고 살이 찐 편이다. 피부질환이 잦다.

③ 땀은 잘 안 흘린다. 손바닥과 발바닥이 뽀송뽀송한 편이나 약간 긴장만 해도

손과 발에 땀이 나서 땀이 항상 있다는 느낌이다. 피부질환은 거의 없는 편이다.

④ 손발이 약간 촉촉하다. 피부는 매끄럽고 탄탄하며 피부 질환이 없는 편이다.

【체질 식별 기준】

▶ ①번이 가장 많고 ②번이 다음으로 많으면 "태음성 소양인"이고

▶ ①번이 가장 많고 ④번이 다음으로 많으면 "태양성 소양인"이다.

▶ ②번이 가장 많고 ①번이 다음으로 많으면 "소양성 태음인"이고

▶ ②번이 가장 많고 ③번이 다음으로 많으면 "소음성 태음인"이다.

▶ ③번이 가장 많고 ②번이 다음으로 많으면 "태음성 소음인"이고

▶ ③번이 가장 많고 ④번이 다음으로 많으면 "태양성 소음인"이다.

▶ ④번이 가장 많고 ①번이 다음으로 많으면 "소양성 태양인"이고

▶ ④번이 가장 많고 ③번이 다음으로 많으면 "소음성 태양인"이다.

체질별
좋은
인간관계
형성 방법

PART

3

1 체질에 부합하는 자기관리 방법

가. 사상의학의 인간관과 지인정기론

이제마 선생은 사상철학(四象哲學)에서 "사·심·신·물(事·心·身·物)[19]"을 사물의 생성변화 요소인 기본단위로 보고 있다. 기존의 역리(易理)와 달리 이제마 선생은 태극(太極)을 심(心)이라 하여 모든 중심에 사람의 마음을 두었다. 양의(兩儀)는 심신(心身)이라 하여 이는 마음에서 몸과 마음이 분화한 것으로 본다. 사상(四象)은 사심신물(事心身物)이라 하여 더 이상 분화하지 않는 실체적 개념의 우주 구성의 4대 요소로 보았으며, 팔괘는 이러한 사상의 양면상(兩面象)에 불과하다고 언급하고 있다. 이 사심신물 개념을 통하여 우주현상, 사회현상, 인체현상을 포함한 모든 우주 자연의 현상을 복합적인 사원구조(四元構造)로 설명하였다.

인간 역시 이목비구(耳目鼻口)[20]·폐비간신(肺脾肝腎)·함억제복(頷臆臍腹)[21]·두견요둔(頭肩腰臀)[22]의 복합적인 사원구조로 설명한다. 이 네 가지 요소를 각각 "천(天)·인(人)·지(知)·행(行)"에 대응시켜 이목비구는 "천"을 관찰하고, 폐비간신은 "인"을 세우며, 함억제복은 "지"를 행하고 두견요둔은 "행"을 행한다고 하여, 인간을 생리적 기능과 윤리적 덕목을 종합한 사원구조적 통일체로 보았다.

이제마 선생은 인간의 최고 목표를 요순(堯舜)과 같은 성인(聖人)이 되는 것으로 제시하고 일반인도 그 마음을 꾸짖어 자신을 올바르게 잡으면 최고의

---

19) 일 마음 몸 물질
21) 턱·가슴·배꼽·아랫배

20) 귀·눈·코·입
22) 머리·어깨·허리·엉덩이

사상의학과 처세술

목표인 성인이 될 수 있다고 말한다. 이는 일반인도 노력하여 사욕을 제거하고 인간의 본성을 찾으면 성인이 될 수 있다는 뜻이다. 현대적 개념으로 자기관리를 잘하면 완성된 인간이 될 수 있다는 것으로 이해할 수 있다.

사상의학에서 완성된 인간이란 의미에서의 성인이 되는 근본적인 요건은 모두 지행(知行)으로 귀결된다. 사상의학·철학의 기본개념이라 할 수 있는 지행은 "마음으로 알고(知) 몸으로 행함(行)"을 말한다. 그런데 이 지행은 마음가짐이 방탕하면 지(知)가 손상되고 몸가짐이 투일(偸逸)[23]하면 행(行)이 손상되기 때문에 학문사변(學文思辨)이 필요하다고 한다. 여기서 필요한 학문(學文)의 길은 성(誠)으로 방심(放心)을 다스리는 것이고 사변(思辨)[24]의 길은 경(敬)으로 투일한 몸을 민첩강맹(敏捷强猛)하게 다스리는 것을 뜻한다.

또한 군자(君子)의 덕목(德目)을 독행(獨行)이라 하는데 이는 "중립(中立)하여 치우치지 않고 화(和)하여 휩쓸리지 않는 것"이라 한다. 치우치지 않고 휩쓸리지 않는 독행은 사람의 진실[誠]과 허위[僞]를 아는 지인(知人)을 그 출발점으로 한다. 지인(知人)을 잘 하기 위한 전제조건은 자기 자신의 입성(立誠)이다. 입성하기 위한 구체적 덕목은 인의예지의 성(性)이며, 지인의 구체적인 대상이 되는 "인지위(人之僞; 虛僞)[25]"로는 비·박·탐·나(鄙·薄·貪·懦)[26]의 심욕을 들고 있다.

그런데 사람은 아무리 악한 사람이라고 해도 인의예지의 변함없는 진실한 마음이 있고 비록 좋은 사람이라고 해도 마음속에 비박탐나의 미천한 욕심이 있다. 그래서 각 사람들은 누구나가 마음속에 함께 가지고 있는 군자의 마음과 소인의 마음 중에 어느 쪽을 많이 가지고 있느냐에 따라 군자도 되고 소인도 될 수 있다. 그런데 사람의 마음속에 희노애락의 변화무쌍함은 모두 "행신불성(行身不誠)[27]과 지인불명(知人不明)[28]"에서 나온다고 한다. 이것은 지인(知人)의 중요성을 강조하면서 지인하기가 매우 어려움을 말하는 것

---

23) 눈앞의 편안함만을 구차히 좇음
24) 생각하고 분별함
25) 그릇된 사고(思考)
26) 야비 천박 탐욕 나약
27) 행실이 성실하지 못함
28) 사람을 앎이 명확하지 못함

이다. 그렇지만 온 지혜를 다하여 사람을 살피면 지인하지 못할 것도 없다고 사상의학에서는 가르치고 있다.

지인의 목적은 정기(正己)[29]에 있다. 이 지인의 목적을 달성하기 위해 사심(詐心)에 문득 유혹이 되어도 행사(行詐)하지 않고 반성(反誠)하는 "학문(學文)"이 자기 스스로 정기(正己)하는 방법이다. 이는 맹자의 치심정기(治心正己) 정신에서 나온 것이다. 이러한 이제마 선생의 정기정신은 치심치병(治心治病) 정신과 치심양생(治心養生) 정신으로 발전되었다.

이제마 선생은 체질의 편차에 따른 치병보다는 평소의 생활 속에서 인격의 도야와 예방적 양생을 중시하여 이를 우위에 두고 있다. 그는 일상생활에서 사람이면 누구나 마음속에 지니고 있는 욕망에 의해 사(詐)를 행(行)함으로써 건강을 해친다고 보았다. 그래서 이를 극복하고 건강한 삶을 위해 올바른 지인정기를 강조하였다.

나. 사상의학의 건강관(健康觀)과 병리관(病理觀)

이제마 선생은 인간을 적극적이고 자율적인 개체로 보았다. 그리고 심욕을 극복하여 얻어지는 무욕(無慾)의 상태를 건강한 상태라고 말한다. 여기서 욕심이 없는 마음이란 노자와 불교에서 말하는 청정적멸(淸淨寂滅)의 상태가 아니다. 항상 세상이 어질게 다스려지는지를 걱정하여 조금도 사사로운 욕심을 가질 겨를이 없는 상태를 말한다. 남을 도와주고 사랑하는 인(仁)의 정신으로 사욕(私慾)을 극복하여 얻어지는 극공무사(極公無私)[30] 한 상태를 말한다. 자신을 수양하여 이러한 상태에 도달하는 것이 이제마선생의 철학적 건강관이라 할 수 있다.

선생은 육체적 건강과 정신적 건강을 따로 구분하여 생각하지 않는다. 심(心)과 신(身)을 하나로 묶어 심신일여적(心身一如的) 차원의 건강을 제시하

---

29) 자기 자신을 올바로 세움
30) 극히 공적이어서 개인적인 이해가 전혀 없는 상태

고 있다. 그중에서도 심(心) 우위의 측면을 견지하고 있는 것이 특색이다. 한마디로 선생의 건강관은 유학정신을 바탕으로 하여 사욕을 극복하여 얻어지는 심성론적(心性論的) 건강을 중시한다고 할 수 있다. 이는 심(心)의 건강상태가 곧 육체적·생리적 건강으로 직결되는 심신론적 건강관이라 할 수 있으며 더불어 사회적 건강도 함께 제시하고 있음을 알 수 있다.

한편 질병은 "사랑(愛)·미움(惡)·욕심(所欲)·기쁨(喜), 화냄(怒)·슬픔(哀)·즐거움(樂)"과 같은 마음의 불균형이 원인이 되어 발생하는 것으로 보았다. 기존의 증치의학(證治醫學)에서 말하는 정기(正氣)와 사기(邪氣)의 시각이 아니다. 인간중심적 차원에서 희노애락의 불균형에 의한 성정(性情)의 편차(偏差)가 폐비간신(肺脾肝腎)에 영향을 주어 질병이 발생하는 것으로 보고 있다. 또한 연령과 시기에 따른 대인관계의 불화(不和)나 처소나 환경에 의한 부조화(不調和)도 병의 원인이 될 수 있다고 말하고 있다. 나아가 현명함을 질투하고 능력이 있음을 시기하는 것이 세상에서 모든 병에 걸리는 이유라고 말한다. 그래서 병에서 벗어나 건강하게 사는 방법은 현명함을 사랑하고 선한 행동을 즐거워하는 것이라고 설명한다.

장수에 대해서는 선생이 「오복론(五福論)」에서 언급하고 있다. 그는 인생에서 가장 즐거운 일은 다섯 가지가 있는데 첫째가 장수(長壽)고, 둘째가 착한 마음을 갖는 것이며, 셋째가 독서를 좋아하는 것이고, 넷째가 가산을 일으키는 것이며, 다섯째가 행세(行世)하는 것이라 했다. 그 중에서도 장수를 얻지 못하면 어느 것도 쓸모가 없기 때문에 장수를 다섯 가지 복중에서 첫째라고 하였다. 그러면서 만병은 심화(心火)[31]에서 생겨나기 때문에 어떤 일이나 사태를 당해도 지나치게 심화를 일으키지 않으면 장수를 얻을 수 있으며 특히 스스로 구하는 자는 장수할 수 있다고 하였다.

이와 같이 이제마 선생은 병의 근본원인을 사람의 체질적 특징에 따른 성정

31) 마음속에서 일어나는 나쁜 감정

(性情)의 불균형이나 일상생활 속에 주색재권(酒色財權)의 불균형으로 보고 있다. 따라서 이제마 선생의 병리관(病理觀)은 성정론적 병리관(性情論的病理觀)[32]과 도덕적·윤리적 병리관(病理觀)[33]으로 요약할 수 있다. 전자가 성정 중심의 체질적 병리관으로 치병 중심이라면 후자는 양생 중심의 예방적 병리관이다. 그래서 사람들이 일상생활에서 질병을 예방하고 치료하기 위해서는 유학정신에 바탕을 둔 실천규범을 지키는 것이다. 사욕을 극복하여 마음(心)의 건강을 유지하고 그렇게 함으로써 육체적·생리적·사회적 건강까지도 유지할 수 있다고 강조하고 있다.

다. 사상의학에 기초한 「자기관리의 기본」

오늘을 살아가는 현대인들에게 인생의 목적이 무엇이냐고 묻는다면 무엇을 답할까? 아마도 사람마다 다른 답을 말할 것이다. 그러나 그러한 답들을 모두 모아서 정리한다면 "자기가 속한 사회에서 남들로부터 인정과 대우를 받으면서 부족함이 없이 건강하게 오래 사는 것"으로 요약될 것이다. 이는 근본적으로 "건전한 인격체로의 성숙과 건강한 삶"으로 귀결 된다. 이러한 삶을 위해서는 "자기관리"가 필수적이다. 건전한 인격체로의 성숙과 건강한 삶을 목표로 한 자기관리를 사상의학 개념으로 정리해 보면 다음의 몇 가지로 요약할 수 있다.

■ 영혼의 양식[34]을 먹어 항상 좋은 행동을 유발한다.

유교의 사서중 하나인 『대학』과 마찬가지로 사상의학에서도 완성된 인간이 되기 위한 수양의 근본으로 지(知;앎)와 행(行;행함)을 말하고 있다. 여기에서 말하는 지(知)란 "사물의 이치를 규명하여 옳고 선함이 무엇인지를 인지하여 마음에 새김으로써 무의식적으로 나오는 행동까지도 선하게 행동하도

---

32) 사상인이 체질적 특징에 의해 희노애락의 과불급(過不及)이 성정(性情)의 불균형을 야기하여 병이 발생한다는 시각
33) 사람이 일상생활 속에서 나이와 직업, 주색재권(酒色財權) 등의 불균형에 의해 병이 발생한다는 시각

사상의학과 처세술

록 인도는 것"을 의미하고, 행(行)이란 "선하지 못한 행동이나 악한 행동과 같이 하지 말아야 할 바가 무엇인지를 깨닫고 명심하여 그러한 행동에 대한 욕구가 일어날 때 자신을 자제하여 하지 말아야 할 행동을 하지 않는 것"을 말한다.

현대적 감각에서 건전한 인격체로의 성숙과 건강한 삶이란 어떠한 삶을 말하는 것일까? 사람은 외적으로 자극을 받게 되면 내적으로는 항상 두 가지 서로 상반되는 욕구가 일어난다. 그럼에도 불구하고 어떠한 상황 하에서도 삶에 대해 감사하고 기뻐하는 삶, 선을 행하고 주위사람들을 존중하는 삶, 해야 할 일을 열심히 하는 것에서 즐거움을 찾는 삶이 그러한 삶이 아닐까? 이것은 매일 자신의 마음에 영양을 공급해 주는 영혼의 양식을 먹을 때 가능하다고 하겠다. 영혼의 양식으로 나쁜 환경 속에서도 나를 지키며, 일을 함에 있어서도 올바르게 행하고, 부지불식간에 나온 행동까지도 다른 사람의 눈에 거스름이 없게 하여야 한다. 무의식중에 나오는 행동까지도 마음속에 생각하는 바의 발현이기 때문이다.

항상 가난하고 온유하며, 남을 배려하는, 청결하고 건강한 마음상태를 유지할 필요가 있다. 마르틴 루터는 "한번 청소를 했다고 해서 방이 언제까지 깨끗해 질 수 없다. 마찬가지로 우리의 마음도 한번 반성하고 좋은 마음을 가졌다고 해서 그것이 항상 마음속에 있는 것이 아니다. 어제 먹은 좋은 마음을 오늘 다시 새롭게 하지 않으면 그것은 곧 우리를 떠나게 된다. 따라서 좋은 마음을 매일 같이 가슴에 새기며 되씹어야 한다."고 했다. 건전한 인격체로의 성숙과 건강한 삶을 위해 마음을 위한 영혼의 양식을 매일 주기적으로 먹어야 한다. 이것이 자기관리의 필수요건이다.

영혼의 양식은 사람의 마음속에 좋은 사고를 갖게 하고, 좋은 사고는 좋은 행동을 낳는다. 좋은 행동은 좋은 습관으로 발전시켜야 한다. 그렇게 되면

---

34) 인간의 영혼을 맑고 깨끗하게 해주는 옛 성현들의 가르침인 성경이나 불경, 유교 경전, 사람의 심금을 울리는 명작들, 생활 지침서, 역사서 등을 말함

좋은 습관은 좋은 인상으로 다른 사람들의 머릿속에 남게 마련이다. 영혼의 양식은 선함을 알고 마음에 새기게 하여 무의식적인 행동까지도 선하게 하도록 한다. 또한 하지 말아야 할 행동을 하지 않게 한다. 항상 빛 쪽에 서서 자신을 빛으로 조명해 보게 한다. 또한 밝게 생각하고 밝음을 말하며 밝은 미래를 기원하게 하며, 밝은 추억을 간직하게 하고 오늘 하루를 감사한 마음으로 살아가게 한다.

■ 항상 정성으로 대비하고, 삼가면서 소홀함이 없는 태도로 자기를 관리해 나간다.

사상의학에서는 사람이 온전한 지(知)와 행(行)을 유지하기 위해 행신(行身)함에 있어 성(誠)으로 방심(放心)을 다스리고 경(敬)으로 투일(偷逸)한 몸을 다스려야 한다고 말한다. 언행은 항상 정성스러워야하며, 항상 삼가면서 소홀함이 없어야 한다는 말이다. 성리학의 개념과 그 맥을 같이하고 있다.

성(誠)이란 일반적으로 정성을 다하는 것, 거짓이 없으며 참된 것을 의미한다. 『중용』[12]에는 성(誠)을 모든 일에 미리 대비하는 것으로써, 말을 하고, 일하고, 행동하고, 길을 갈 때에 미리 예측하여 준비하고 대처하면 실패함이 없이 이룰 수 있다고 했다. 그래서 성(誠)이란 나의 뜻을 참되게 하면서 게으르지 않는 것을 말한다. 경(敬)이란[13] 일반적으로 천명을 두려워하여 항상 조심하고 경계하는 것, 항상 삼가면서 소홀히 하지 않는 태도를 뜻한다. 성리학적 개념으로는 마음을 하나로 하여 이리저리 나아감이 없이 한곳에 모아짐을 의미한다. 그래서 경(敬)은 동정(動靜)을 관통하는 것이어서 마음이 움직일 때나 고요할 때나 마찬가지로 일관성을 지녀야 한다고 한다.

건전한 인격체로의 성숙과 건강한 삶을 위한 자기관리 방법은 언행을 항상 정성스럽게 하며 항상 삼가면서 소홀히 하지 않는 것이다. 항상 자기 자신에게는 진실하고 정성스러우며, 남에게는 그 사람의 입장에서 한번쯤은 생각해보고 배려하는 마음으로 자신의 편견을 경계한다면 자기관리에 실패가 없을 것이다.

■ 일은 생명이다. 삶에 목표를 정하고 이를 달성 하기 위해 쉬지 않고 일 하겠다는 의지를 가진다.

다음은 2005년 10월 24일자 조선일보 만물상에 나온 내용이다. 영국의 과학자 제임스 와트(James Watt)는 64세 때 연구를 그만두고 유명 인사들과 사귀며 유유자적했다. 한편으론 이러다 정신 기능까지 마비되지 않을까 걱정스러워서 그는 시험 삼아 독일어 공부를 시작했다가 기억력이 조금도 낡지 않은데 놀랐다. 맘을 고쳐먹은 와트는 80세까지 쉬지 않고 연구생활을 계속하여 증기기관을 발명하는 등 큰 업적을 남겼고 18세기 사람으로는 드물게 83세까지 살았다고 한다.

반대로 우리의 문필가 염상섭은 "문필(文筆) 40년"되던 1960년에 붓을 놓았다. 무거운 짐을 벗었다며 후련해하던 그가 "무료한 실직자"라는 글에서 "그날 그날 생활목표가 있어야 하겠는데 무료하기 짝이 없다. 없는 책이나마 뒤적이며 읽게 되려니 했는데 눈이 금시로 침침해져 신문 한 장도 변변히 읽는 때가 없다. 완전히 무용지물이 됐구나하는 생각에 살고 싶은 생각도 없어졌다." 라고 자신의 속내를 말했다. 그는 2년 뒤 세상을 떠났다고 한다.

일을 한다는 것은 살아 있다는 증거다. 미국 석유회사 "쉘"에서 일하다 퇴직한 연금생활자 3,500명을 대상으로 조사했는데 "일찍 퇴직할수록(早退) 더 일찍 죽더라(早死)."는 영국의학저널 보도가 있었다고 한다. 55세에 물러난 사람은 평균 72세에 죽었지만 60세 퇴직자는 76세, 65세 퇴직자는 80세까지 살았다고 한다. 우리는 일반적으로 늙어서까지 일하면 수명이 짧아진다고 하는 통념이 있는데 이를 뒤집는 실증적 자료라 하겠다.

이를 뒷받침하는 사례는 얼마든지 있다. 2006년 4월 17일자 조선일보의 "100세 일꾼의 죽음"이란 내용을 인용하자면, 그해 3월에 100세 생일에 맞춰 버스회사 수리공을 그만뒀던 미국 LA의 아서 윈스턴이란 사람이 은퇴 20일 만에 숨을 거뒀다고 한다. 이 버스회사에서 만 76년을 근무했고 모두 81년 동안 직장생활을 하면서 딱 하루 아내가 죽었을 때 결근했다는 윈스턴이다. 윈스턴의 사인은 심장이 점차 기능을 잃으면서 생기는 심부전인데, 윈스턴은 최근까지도 건강을 뽐냈다고 한다. 은퇴하던 날도 그는 "아직 건강하다."고 자랑했는데, 그러면서도 "무얼 해야 할지 초조하기도 하다."고 마음 한구석으로는 불안함을 감추지 못했다고 한다. 그가 두려워 한 것은 "일"이라는 동력이 멈추는 것이었다. 미국 장수학자 토머스 펄스가 100세 넘은 노인 169명을 조사했더니 평균 78세까지 생업에 종사했음을 확인했다.

비슷한 내용의 예로써 다른 한 사람을 소개하자면, 대한민국학술원 창립 회원이자 한국 법학과 재야 사학계의 원로였던 최태영 박사님이 그 분이다. 그 분은 2005년 11월 30일 별세 하였는데 향년 105세였다. 77세 때 원고지 1만 4,000장짜리 『서양 법철학의 배경』을 저술하여 대한민국 학술원상을 받은 바 있으며, 88세 때에는 『한국 상고사 입문』을 출간하여 단군조선의 실체를 규명하였고, 2000년 100세 때에는 『인간 단군을 찾아서』를 출간한 그는 "아내가 세상을 떠났다. 충격이었지만 그래도 나는 학문에 정진했다. 나는 아직 할일이 있다. 죽기 전에 남겨야 할 것을 부지런히 기록할 것"이라고 말하기도 했다. 102세 때인 2002년에는 『한국 고대사를 생각한다.』를 출간하는 등 왕성한 저작활동을 멈추지 않았다. 그리고 별세 전에는 자식들에게 "내 죽음을 사회에 알리지 말라!"고 유언하였다고 한다. 일이 인간의 삶에 실체이며, 일을 멈추지 않고 열심히 하는 것이 삶에 진정한 가치임을 알고 있었던 분이라 할 수 있겠다.

우리나라의 통계청 자료인 『2005 생명표』에는 2004년에 태어난 남자 아이의 평균수명은 75.14세이고, 여자 아이의 평균수명은 81.89세라 한다. 생명표에 따르면 2005년 현재 45세 남자의 앞으로 더 누릴 것으로 예상되는 수명, 즉 기대여명은 32.2년으로 10년 전보다 4년이 늘었다고 한다. 이 기대여명은 인간의 생활 여건, 의술 등이 향상됨에 따라 매년 증가하고 있다. 이렇게 자연수명은 늘어나고 있는데 일할 수 있는 기간을 가리키는 노동수명은 제자리걸음이다. 자연수명과 노동수명의 격차가 벌어질수록 은퇴자의 맥 빠진 삶은 길어질 수밖에 없다.

독일 철학자 훔볼트는 "일은 먹는 것이나 자는 것보다 인간에게 필수적"이라고 했다. 사람이 일한다는 것은 살아있다는 증거다. 너무 오래 멈춰 있으면 얼어붙는다. 계속 일하라! 일하는 것이 오래 사는 길이다. 일이 곧 생명인 것이다. 먼저 삶에 목표를 정하고 이를 달성하기 위해 쉬지 않고 일하겠다는 다부진 의지가 필요하다. 그리고 실천으로 이어져야 한다.

■ 사회가 필요로 하는 삶을 목표로 설정하여 열심히 일할 때 사회도 건강하게 만들 수 있다.

지난 시간들은 누구에게나 너무 짧게 느껴지기 마련이다. 그래서 세월이 덧없다고들 한다. 그럼 그렇게 지나고 보면 덧없는 짧은 인생을 어떻게 살아가야 할까? 어떻게 하면 건강하게 오래 살 수 있을까? 이왕이면 값있게 살아갈 방법은 무엇일까?

우리가 존재하는 이유는 우리가 사회에 필요하기 때문이라고 한다. 그래서 태어났다는 것이다. 다시 말해 각 사람마다 자기 몫이 있는데, 각각 자기 역할을 멋지게 담당할 때 우리 존재 목적을 만족시키는 것이 된다. 그러므로 자기가 속한 사회에 기여하는 삶이 가치 있고 보람된 삶이 아닐까?

자기의 능력이란 한정이 되어 있기에 "무엇"보다는 "어떻게"가 중요하다. 어떻게 기여할 것인가 생각해보자! 건강하게 사는 법에 대해서는 위에 소개한 내용에서 이미 해답을 제시하였다고 생각한다. 우리 주위에는 70세 먹은 30대 청년이 있는가하면, 50세 먹은 50대 중년이 있고, 30세 먹은 70대 노인이 있다. 당신은 어느 부류에 속하는가? 사상의학적 사고는 모든 것은 마음에서부터 연원한다는 시각이다. 젊은 마음으로 왕성하게 일하여 젊음을 유지하자!

오늘을 사는 세상 사람들을 "삶의 동력"이 무엇인가를 기준하여 분류해보면 다음의 세 범주로 나누어진다. 한 부류는 미래에 자신의 인생의 목표를 달성하기 위해 미래를 준비하면서 오늘을 사는 삶이다. 다른 한 부류는 그저 오늘이 밝았기에 오늘을 살아가는 삶이다. 미래에 대한 기대도 과거에 대한 자랑이나 회한도 없고 그저 오늘을 살아가는 삶이다. 이런 부류에게는 과거는 생각하고 싶지도 않으며 미래에 대한 삶은 두려움의 대상일 뿐이다. 그저 오늘이 그에게 주어졌기에 마음이 원하는 바대로 살아가는 삶이다. 세 번째 부류는 과거를 먹으면서 살아가는 삶이다. 과거의 화려했던 삶이 그의 가치이며 그래서 그 남은 삶이 얼마이던 이제부터는 여행도 하면서 인생을 즐겨야 한다고 생각하는 삶이다. 당신은 어떤 부류에 해당한다고 생각이 되는가? 물론 어떤 삶이 더 가치 있는 삶이라고 쉽사리 평가할 수는 없다. 그렇다고 해도 "이왕 살아야 할 삶이라면?"

이 사회가 필요로 하는 삶, 이를 위해 목표로 설정하고 열심히 일하겠다는 의지를 가지고 실천하는 삶이야말로 우리가 살아가야 할 삶이 아닐까? 자신의 건강은 물론 우리 사회도 건강하게 가꾸어 나가는 삶이야말로 가치 있는 삶이 아닐까?

■ 장수(長壽)를 원하면 의지를 가지고 간약(簡約), 근간(勤幹), 경계(警戒), 문견(聞見)을 실천하여 인격을 도야하고 질병을 예방한다.

성경(마16:26)에 "사람이 만일 온 천하를 얻고도 제 목숨을 잃으면 무엇이 유익하리요. 사람이 무엇을 주고 제 목숨을 바꾸겠느냐?"고 하여 세상에서 가장 귀한 것은 자기 자신의 목숨, 즉 건강한 삶을 누리는 자신의 생명임을 말하고 있다. 사상의학에서는 사람들에게 질병은 성정(性情)의 불균형과 주색재권(酒色財權)의 불균형이 원인이 되어 발생한다고 본다. 이러한 질병은 사욕을 극복하고 마음(心)의 건강을 유지할 때 예방과 치료가 가능하다. 질병을 예방하고 치료가 가능할 때 사람들은 궁극적으로 장수를 누릴 수 있다. 이를 위해 의지를 가지고 일상생활 속에서 간약(簡約), 근간(勤幹), 경계(警戒), 문견(聞見)을 생활규범으로 하여 스스로 실천할 것을 강조하고 있다.

▶ 세상사를 간약(簡約)하게 사고하고 대응한다.

간약(簡約)이란 간단하고 복잡하지 아니함을 의미한다. 간결한 요점을 의미하며, 검소한 생활태도를 의미한다. 대범하고 꾸밈이 없음을 의미하며 간단하나 명확한 것을 의미한다. 세상사를 복잡하게 보지 말고, 머리를 굴려 이해에 집착하지 말며, 너무 사치하여 과장하지 말고, 많은 일들을 꾸미지 말며, 너무 염려하고 고민하지 말 것을 권하는 것이다. 사람들의 삶에는 가식과 허세가 너무 많다. 그렇다 보니 자신이 접하는 사람 모두가 당연히 그러려니 생각한다. 그리하여 나 자신 역시 안으로는 움츠리고 밖으로는 허세를 부리려 하거나 또한 상대방을 의심하고 속이려 한다. 혹은 가치 없는 일에 에너지를 허비하는 유혹에 현혹된다. 세상사를 있는 그대로 직시하고 그대로 받아들이자! 꾸밈이 없이 대범하게 대응하자!

▶ 하루하루를 근간(勤幹)하게 살아간다.

근간(勤幹)이란 부지런히 힘씀을 뜻한다. 이는 해야 할 일을 도맡아서 열심히 노력하는 것을 의미한다. 하루하루 삶 속에서 자신이 해야 할 일을 정성을 다해 처리하여 성취하는 것이다. 이 세상에는 바쁘게 살아가는 세 가지 형태의 삶이 있다. 그 첫 번째는 하지 않아도 될 일을 하면서 바쁘게 사는 삶이고, 두 번째는 해도 되고 하지 않아도 될 일을 하면서 바쁘게 사는 삶이다. 세 번째는 해야 할 일을 하면서 바쁘게 사는 삶이다. 그런데 우리 주위에는 첫 번째와 두 번째의 삶 형태가 너무 많다. 그들의 삶이 자기의 바쁨을 과시하기 위한 삶이라면 이는 허세에 불과하다. 진실 됨이 없어 무의미한 삶이다. 그것이 아니라면 머슴의 삶에 불과한 것이다. 머슴의 삶이란 무엇을 의미하는가? 삯을 받고 그 대가로 일을 하는 삶을 말한다. 머슴은 주인이 아니니 책임이 없다. 열심히 일할 필요는 더더욱 없다. 시간만 보내면 된다. 삯의 대가로 일하니 고마움이란 당연히 없다. 감사함은 더욱 없다. 오직 눈치와 불평과 심신의 고달픔만 있을 뿐이다.

그러나 세 번째 삶의 형태는 어떠한가? 주인의 삶이다. 자기가 하는 일에 책임을 져야 한다. 책임을 져야하니 최선을 다해 열심히 일하지 않으면 안 된다. 열심히 일을 하다 보니 시간이 아깝게 느껴진다. 비록 심신은 고달프다고 해도 보람을 느낀다. 보람을 느끼니 고맙고 감사함이 있다. 성숙한 인간답게 하루하루 해야 할 일을 열심히 하면서 살아가자! 이 사회의 주인으로서 주인답게 살아가자!

▶ 항상 자신의 언행에 지나침과 부족함을 경계한다.

경계(警戒)란 잘못이 없도록 미리 조심함을 의미한다. 더 나아가 미래에 발생할 수도 있는 만약의 경우를 대비하여 자신의 언행을 조심하고 삼가는 것을 뜻한다. 미리 깨어서 미래에 닥쳐올지도 모를 좋지 않은 일들이나 불행을 사전에 예방하는 지혜를 의미하기도 한다.

인생의 모든 문제들은 언행에 지나침이나 부족함으로 인해서 발생한다고 해도 과언이 아니다. 무의식중에 대수롭지 않게 한 말이 상대방에게는 큰 상처가 되어 원한으로 되돌아오는 경우가 있다. 질병 치료 중에 그렇게 까지 나쁘리라고 생각지 않고 마신 술 한 잔이 치명상이 될 수도 있다. 설마하고 낚시 갔다가 높은 파도에 밀려 큰 봉변을 당할 수도 있다. 비오는 날 바위산에 등산 갔다가 미끄러져 큰 부상을 입을 수도 있다. 우리는 주위에서 설마 했다가 큰 낭패를 당하는 경우를 목격할 때가 얼마나 많은가? 물론 경계가 너무 지나쳐 소심해져도 아니 되겠지만 매사에 경계하는 마음을 가지고 소홀함 없이 대처하여 부족함이나 지나침을 예방할 필요가 있다.

사상의학적 시각에서 사람의 마음은 제한이 없어서 항상 지나치기가 쉽고, 몸은 게을러서 미치지 못하는 경우가 많다. 일들은 전모를 파악하기가 어려워서 편중되기가 쉽고, 물질은 애착이 생겨서 의지하기가 쉽다. 그래서 사람들은 항상 지나치기 쉬운 마음을 경계해야 하고, 계획에 못 미치는 몸의 게으름을 경계해야 한다. 일에 대한 자신의 판단이 어느 쪽으로 기울지는 않았는지 경계해야 하고, 물질에 집착하여 생기는 물욕을 경계해야 한다.

▶ 문견(聞見)을 넓혀 우리의 삶을 살찌운다.

문견(聞見)이란 듣고 보아 얻은 식견을 의미한다. 문견(聞見)은 널리 듣고 보아 견문을 넓혀서 자신의 편협함을 알고 극복하여 보편타당하게 살아가는 것을 의미하기도 한다. 사람들은 환경의 영향에서 자유로울 수 없다. 그래서 자신의 성장배경과 성장과정에서 누적된 습성에서 벗어난다는 것은 쉽지가 않다. 천부적으로 타고난 천성에 문견(聞見)이 가미되어 사람의 성격과 취미가 형성된다.

어떤 사람은 자기가 살아온 삶만이 최고의 인생이라고 생각하는 경우도 있다. 자기가 겪은 고생만이 제일 고달픈 시련이었다고 생각한다. 자기가 노력한 만큼 노력하는 사람을 못 보았다고도 한다. 자기의 사회기여만이 진정한 기여라고 생각한다. 자신의 판단은 항상 옳고 정확하다고 생각한다.

아집이 강한 사람일수록 나름대로 성취를 이루었다고 생각하는 사람일수록 그러한 자기도취가 심하게 나타난다. 자기는 항상 선(善)인 반면, 자기의 생각과 같지 않으면 항상 악(惡)이라 한다. 이분법적 사고 또한 그들의 전유물이기도 하다. 그런 사람일수록 자기만의 세계에 안주하여 넓은 세상을 관조하지 못한다. 자신이 노력하는 일에 대해서도 편벽된 주관에서 벗어나지 못한다. 땅 투기로 떼돈 벌은 사람은 80이 되어도 투기할 땅을 구입하기 위해 신시가지를 기웃거린다고 한다.

탐욕은 그 끝을 모른다. 우리 주위에는 그러한 삶이 너무나 많다. 그런데 이러한 삶은 사실 견문이 좁은데서 비롯한 것이다. 자신의 사고와 가치관을 객관화하여 관조하지 못한 까닭이다. 널리 듣고 보아 견문을 넓혀서 주관적 사고에 벗어나지 못하는 자신을 반성할 때 탐욕적이고 이기적인 삶에서 벗어날 수 있다.

■ 체질에 맞는 섭생으로 건강한 삶을 누린다.

▶ 자기 체질에 맞는 식단으로 식사하는 것이 건강의 첩경이다.

중환자와 난치병 환자에게 체질 식단을 주면 의례 하는 말이 "내가 좋아하는 것은 다 먹지 말라고 한다."며 불평하고, 평소 건강한 사람에게 그 사람의 체질 식단을 주면 "내가 좋아하는 것들만 먹으라고 한다."며 좋아 한다고 한다. 이 말은 먹는 음식 때문에 중병을 앓는 사람이 있으며, 먹는 음식 때문에 건강을 유지하는 사람도 있음을 시사하고 있다.[8] 건강하게 장수하기 위해서는 자기 체질을 정확하게 진단하여 체질에 맞는 식단을 지켜서 식사할 필요가 있다.

사람들은 왜 자기 체질에 맞는 체질식이 필요한가? 예를 들면 다음과 같다. 육식을 소화시키는 데는 담즙의 분비가 필요하다. 따라서 육식을 많이 할 수 있는 사람은 담즙의 생산기관인 간을 강하게 타고난 사람이다. 그래서 간 기능이 강한 태음체질은 육식이 좋고, 반대로 담즙을 생산하는 간 기능이 약한 태양체질은 육식 보다 채식이 좋다. 같은 육식이라고 해도 돼지고기는 비뇨기계 장기를 돕고 닭고기는 소화기계 장기를 돕는다. 비뇨기계 장기가 약한 소양체질에게는 돼지고기가 좋고 소화기계가 약한 소음체질에게는 닭고기가 더 맞는다.

필자는 요즈음 동료나 친지들과 뷔페식으로 식사를 하는 기회가 종종 있는데 그 때마다 관심을 가지고 상대방이 무엇을 가지고 오는지 유심히 본다. 저 친구는 무엇을 좋아할까? 무엇을 주로 먹는가? 상대방이 담아 가지고 오는 것을 보면 그 사람의 건강상태를 보는 것 같아서 매우 흥미롭다. 필자가 관찰한 바로는 체질에 적합하지 않은 음식을 좋아하는 사람은 대부분 평소 건강 상태가 좋지 않다는 것이다. 저 친구 저렇게 먹으면 안 되는데 하는 생각이 들어 확인해 보면 예상대로 건강이 정상이 아닌 것을 발견하게 되었다. 이후 필자는 자기 체질에 맞는 체질식이 건강한 삶에 있어서 중요한 요소라는 것을 주저 없이 주장할 수 있게 되었다.

다른 예를 하나 더 들어 보자. 최근 우리나라 통계청 자료에 의하면 한국 남자의 평균수명은 여자의 평균수명 보다 7~8세 정도가 적다. 그 이유는 남자들이 자기에 맞지 않는 식단의 식사를 지속적으로 오랫동안 하기 때문이라고 필자는 생각한다. 주의 깊게 관찰한 결과 대부분의 부부들은 재미있게도 체질이 반대인 경우들이다. 예를 들면 남편이 태양인이나 소양인이면 그 부인은 태음인이나 소음인이고, 남편이 태음인이나 소음인이면 부인은 태양인이나 소양인이라는 것이다. 아마도 사람들은 자기가 없는 성정을 채워 줄 배우자에게 매력을 느끼는 것이 그 원인이 아닌가하고 생각한다. 그런데 음인의 식단은 양인에게 맞지 않고 양인의 식단은 음인에게 맞지 않는다. 그러나 현실은 누구나가 자기 부인이 해주는 식사를 하면서 살아갈 수밖에 없다는 것이다. 평생 부부가 같이 살아가면서 대부분 부인이 좋아하는 식단에 맞추어 식사를 하다 보니 남자들의 수명이 여자들보다 짧을 수밖에 없다고 필자는 생각한다. 대부분의 한국의 현모양처들은 자기 남편을 배려하여 항상 남편이 좋아하는 음식을 식사 때마다 만들려고 노력을 한다. 한두 가지는 맞는 말이다. 그러나 식사의 대부분은 부인이 별 생각 없이 자기가 좋아서 준비한, 그래서 부인의 체질에 맞는 것들일 확률이 높다. 아마 대부분의 주부님들이 동의하지 않을까?

▶ 각 체질의 가장 약한 장기 기운을 북 돋우는 음식이 각 체질에 맞는 체질 식단이다.

야생 동물들은 자기를 방어하는 감각이 있어서 먹어서 몸에 해로운 것은 감각적으로 구별하여 먹지 않는다고 한다. 그래서 대부분 병사보다는 자연사를 한다고 한다. 그런데 가장 고등 동물이라고 하는 우리 인간만이 그러한 감각을 잃어버려 자기 몸에 맞지 않는 음식도 구별 못하고 먹으며, 지속적으로 맞지 않는 음식을 섭취해서 병에 걸린다. 예를 들어 비장기능이 강하고 열성인 소양체질은 그 기운이 열성인 인삼을 먹으면 부작용이 있고 신장기능이 강하고 한성인 소양체질은 그 기운이 한성인 돼지고기를 먹으면 거북함을 느끼는 것이 그것이다. 그렇게 부작용이 있고 거북함이 있는 음식을 지속적으로 계속 먹는다면 어떻게 되겠는가?

약물과 마찬가지로 음식물도 그 기운에 따라 크게 네 가지로 구분이 된다. 네 가지로 분류되는 음식물의 성질을 음식물 사기(四氣)라 한다. 이는 온열양한(溫熱凉寒) 즉 따스하고, 뜨겁고, 서늘하고, 차가운 음식물의 성질을 말한다. 음양론에서는 온(溫)과 열(熱)은 양(陽)의 성질을 가지고 있으며, 양(凉)과 한(寒)은 음(陰)의 성질을 가지고 있는 것으로 본다. 일반적으로 온열(溫熱) 식품은 양기를 돋우고 혈액순환을 도와주며 한기를 몰아내는 작용이 있어 주로 음체질의 사람들에게 적합하다. 양한(凉寒)의 식품은 열을 내리고 해독작용이 있어 음액을 자양하고 피를 시원하게 도와주어 주로 양체질의 사람들에게 적합하다. 그래서 사람은 체질에 따라 체질에 맞는 음식을 먹어야 한다는 것이다.

사상의학의 관점에서는 음식물 사기를 고려하여 체질별로 제일 강한 장기의 기운을 돋우는 음식은 피하고 제일 약한 장기의 기운을 돋우는 음식을 먹는 것이 좋다고 한다. 그래서 열성/온성체질은 열성/온성음식을 피하고, 한성/량성체질은 한성/량성음식을 피하는 것이 좋다. 대신 열성체질은 한성음식을, 온성체질은 량성음식을, 량성체질은 온성음식을, 그리고 한성체질은 열성음식을 섭취하는 것이 가장 좋다고 한다. 건강한 삶을 위해 아래의 음식물 성질에 따른 분류⑥를 참고하여 자기체질에 맞는 음식물을 섭취할 것을 권하는 바이다.

성 질	식 품
온성(溫性) (따뜻한 성질)	• 곡식류 : 들깨, 찹쌀, 찰수수, 율무, 검은깨 등 • 육류 : 소고기, 돼지간, 두더지, 메추리고기/알, 번데기 등 • 수·해산물 : 메기, 뱀, 붕어, 갈치, 고등어, 대구, 연어, 참치, 한천, 해파리 등 • 야채·과일류 : 갓, 달래, 당근, 도라지, 마, 머위, 무, 쑥갓, 취나물, 레몬, 매실, 밤, 버찌, 사과, 살구, 석류, 은행, 잣, 호두 등 • 약재·주류·향신료 : 감잎, 국화, 녹용, 두충, 오미자, 달맞이꽃기름, 만삼, 삼지구엽초, 용안육, 포도주, 고수, 커피 등
열성(熱性) (뜨거운 성질)	• 육류 : 개고기, 꿩고기, 닭고기, 염소/사슴고기, 참새고기, 칠면조, 메뚜기 등 • 수·해산물 : 미꾸라지, 멸치, 조기 등 • 야채·과일류 : 갓, 고추, 달래, 마늘, 부추, 생강, 양파, 쑥, 파, 피망, 대추, 도토리 등 • 약재·주류·향신료 : 감초, 건강, 계피, 귤껍질, 육종용, 당귀, 로열젤리, 익모초, 인삼, 옻, 해구신, 황기, 회향, 소주, 양주, 겨자, 담배, 산초, 식초, 꿀, 코코아, 해바라기 씨, 후추 등
양성(凉性) (서늘한 성질)	• 곡식류 : 강낭콩, 고구마, 두부, 두유, 밀/빵, 보리, 조 등 • 육류 : 거위, 오리고기/알, 돼지비계, 우유, 토끼고기 등 • 수·해산물 : 굴, 문어, 새우, 성게, 전복, 홍합 등 • 야채·과일류 : 가죽나무, 배추, 버섯류, 순채나물, 연잎, 시금치, 유채, 치커리, 감, 감귤, 고욤, 귤(과육), 다래, 동아, 망과, 배, 사과, 앵두, 유자, 연근/밥, 키위, 포도 등 • 약재·주류·향신료 : 더덕, 마름, 비파, 아주까리, 잔대, 칡, 셀러리(한근), 스쿠알렌, 막걸리 등

---

35) 알부민이 많은 흰자위는 성질이 차서 열이 많은 소양인에게 좋다.

사상의학과 처세술

성 질	식 품
한성(寒性) (차가운 성질)	• 곡식류 : 녹두, 콩, 된장, 청국장, 팥, 참깨 등 • 육류 : 돼지고기 등 • 수 · 해산물 : 가물치, 가재, 개구리, 게, 다슬기, 달팽이, 뱀장어, 여주, 올방개, 우렁이, 자라, 지렁이, 김, 꽁치, 낙지, 넙치, 다시마, 도미, 미역, 복어, 소라, 오징어, 파래, 해삼, 홍어 등 • 야채 · 과일류 : 가지, 고들빼기, 고사리, 곤약나물, 동아, 꽃다지, 딸기, 멜론, 미나리, 바나나, 상추, 시금치, 쇠비름, 씀바귀, 아욱, 열무, 우엉, 오이, 죽순, 질경이, 토란, 수박, 자두, 참외 등 • 약재 · 주류 · 향신료 : 결명자, 녹차, 구기자, 수세미, 숙지황, 알로에, 영지, 오디, 맥주, 희첨 등
평성(平性) (溫熱凉寒하지 않은 성질)	• 곡식류 : 강낭콩, 감자, 설탕, 쌀, 옥수수, 완두콩, 좁쌀, 땅콩, 흑대두 등 • 육류 : 달걀[35], 족발 등 • 수 · 해산물 : 잉어, 쏘가리, 거북이, 농어, 도루묵, 명태, 상어, 꽃게, 준치, 청어 등 • 야채 · 과일류 : 근대, 김치[36], 냉이, 돼지감자, 두릅, 상치, 양배추, 콩나물, 호박, 개암, 귤, 매실, 머루, 모과, 무화과, 복숭아, 야자, 토마토 등 • 약재 · 주류 · 향신료 · 음료 : 상황버섯, 도인, 둥굴레, 민들레, 백합, 산조인, 솔잎, 오가피, 웅담, 연자육, 편두, 소금, 물[37], 요구르트 등

---

36) 고추, 마늘, 생강 등 매운 맛의 양념을 많이 넣은 것은 몸이 찬 소음인에게 좋고, 동치미나 물김치는 소양인과 태양인에게 좋다.

37) 몸이 찬 음인은 따뜻한 물이 좋고 몸에 열이 많은 양인은 찬물이 좋다.

라. 사상의학에 기초한 체질별 자기관리

사람은 서로를 위하는 좋은 마음인 선심(善心), 천성을 가지고 태어난다. 반면에 자신만을 위하는 좋지 않은 마음인 사심(邪心)도 가지고 태어난다. 타고난 천성(天性), 즉 선심(善心)을 잘 펼치고, 타고난 정(情), 즉 사심(邪心)의 발현을 극복하여 선심을 심성(心性)으로 많이 갖게 되면 사람들과 더불어 원만한 사회생활을 하는 능력을 갖게 되고, 이 심성을 좋은 사람들과 함께 실천하면 큰 업적을 이룰 수 있다고 한다. 그래서 사상인의 자기관리 요지는 천성을 잘 펼치고 사심을 극복하여 선심을 심성으로 갖추도록 힘쓰며 자신이 스스로 노력하여 인의예지(仁義禮智)[38] 덕목을 구비하도록 노력하는 것이다. 아래에 사상의학 개념에 입각한 구체적인 자기관리 지혜를 소개해보도록 하겠다.

■ 자신과 상반되는 체질의 상대방으로부터 장점을 본받아 자신의 약점을 개선한다!

사상의학에서는 사람은 천성적으로 몸과 마음이 불완전한 상태라고 전제한다. 사람이 완전한 상태로 태어난다면 그 삶의 과정은 어떠할까? 더 이상 추구해야 할 가치도 없고 해결해야 할 문제도 없는 삶, 어쩌면 살아가는 목적이 전혀 없는 무의미한 삶일지도 모른다. 태어날 때부터 불완전하게 태어나기 때문에 추구해야 할 가치도 있고 해결해야 할 문제도 생긴다. 추구하는 가치를 향해 발생하는 문제들을 해결해가면서 고심하는 것이 사람의 삶이다. 사람은 불완전하기 때문에 완전한 상태를 추구하며 살아가는 것이고 자기가 속한 사회에 더불어 적응해야 할 숙명이 있는 것이 아닐까? 이것이 자신의 본성을 현실에 어떻게 조화하면서 살아갈 것인가 하는 문제의 본질인 것이다.

---

38) 인자함, 의로움, 예의바름, 지혜로움(사람이 갖추어야 할 네 가지 덕)

인간이 불완전하게 태어난다는 것은 육체적으로는 장기 대소의 불완전이고 정신적으로는 항심(恒心)과 심욕(心慾)의 불완전이다. 그것을 인식하고 자신의 약점을 보완하면서 갈고 닦아서 지행(知行)을 쌓아 정진하여 완성된 인간이 되려고 노력해야 한다. 자기의 약점을 개선하려 하지 않고 그대로 안고 사는 것은 좋지 않다.

단적으로 말해 태어나면서 죽을 때까지 소양인 성질을 그대로 가지고 산다는 것은 좋지 않다. 자신의 성질을 순화시켜서 다분히 사회에 적응하여 사는 삶이 사상의학적 시각에서는 이상적인 삶이다. 그 대표적인 예가 배우자의 선택이다. 부부간에는 서로 같은 체질보다는 다른 체질이 좋다고 한다. 남편이 소양인이면 아내는 소음인이 좋다고 한다. 그 이유는 소양인 남편은 소음인 아내의 장점을 본받고 소음인 아내는 소양인 남편의 장점을 본받아 자신의 약점을 개선할 수 있기 때문이다. 서로 정반대인 체질이 함께 살아가다보면 서로 상대방의 체질을 닮아가게 되어 각각 자기완성에 도움이 된다는 뜻이다. 물론 서로 정반대인 체질이 만나서 서로 상대방을 이해하지 못하여 매일 다투기나 한다면 얘기할 가치도 없다. 그래서인지 몰라도 사람은 자신과 같은 체질보다는 대부분이 자신과 정반대인 체질을 배우자로 선택하여 살아가고 있는 것을 주위에서 볼 수 있다. 아마도 사람은 자신의 부족함을 채워줄 수 있는 사람을 본능적으로 좋아하기 때문인가 보다. 이것만 보아도 사람이 타고난 체질의 본성만을 고집한 채로 평생을 산다는 것은 썩 바람직하지 않다는 것을 알 수 있다.

■ 자신의 체질에 맞는 직업을 선택하여 장점은 더욱 키우고 단점은 보완한다.
배우자의 선택과 대표적으로 반대되는 경우가 직업의 선택이다. 사람이 직업을 갖으려는 이유 중에는 여러 유형의 사람들 속에 들어가서 자신을 순

체질별 좋은 인간관계 형성방법

화하려는 것도 포함된다. 사회 현실에 순응해서 살아가는 것이 자신의 인격을 도야하는 수단이 될 수 있기 때문이다. 그러나 이때는 생존경쟁에서 살아남기 위해서 인격 도야보다는 현실 적응이 우선 요구사항이다. 그래서 먼저 자신의 장·단점을 알고 자신의 장점을 요구하는 직업을 선택하는 것이 필수적이다.

장점이 요구되는 직업을 선택하게 되면 그 장점에 의해 선택한 직업 사회에서 쉽게 두각을 나타낼 수 있게 된다. 그런데 장점에 의해 현실에서 인정을 받고 성장할 때 그 만큼 단점도 부각되어 나타난다. 이때 조심해야 한다.

건강한 삶의 승패는 여기서 갈리게 된다. 건강한 삶을 위해서는 선순환(善循環) 노력이 필요하다. 더욱더 성장하기를 원하는 만큼 그 이상으로 단점을 보완하기 위한 노력이 필요하다는 말이다. 노력하는 사람은 자기가 선택한 직업 사회에서도 성공하게 될 것이고 개인적으로도 건강한 삶을 누릴 수 있을 것이다. 노력하지 않는 사람은 직업 사회에서 아무리 높은 지위까지 올라갔다 해도 성공했다고 할 수 없으며 건강한 삶도 누릴 수 없을 것이다.

소양인은 활달한 성격이니까 외교관 같은 직업이 좋다. 소음인은 이지적이니까 과학자나 학자 같은 직업이 좋다. 태음인은 사람을 잘 다루어 일을 성사시키는 재능이 있으니 기업가나 정치가 같은 직업이 좋다는 식의 논리는 사상의학적 시각에서 자기관리 방법에 부합하는 이야기이다. 자신의 체질에 맞는 직업을 선택하여 자신의 장점은 더욱 키우고 부단한 노력으로 단점을 보완하여 건강하게 살자!

■ 내 체질과 상반되면서 나를 도와줄 수 있는 운동과 레저를 통해 균형 잡힌 삶을 유지한다.

불완전한 몸의 상태를 개선하기 위한 다른 예를 살펴보자. 건강한 신체를 유지하기 위해 운동을 하려는데 어떤 종목을 택하는 것이 좋겠는가 하는 문제이다. 이때는 역으로 생각하면 된다. 태음인이나 소음인은 지구력이 강하다. 그래서 마라톤과 같이 지구력이 요구되는 운동에는 음인이 더 적당하다. 반면에 순발력이나 순간의 센스가 필요한 운동에는 양인이 더 적당하다. 그렇다고 해도 자기에게 적당한 운동만 평생 동안 하는 것은 위에서 언급한 직업의 선택의 경우와 달리 바람직하지 않다. 일시적으로는 재능을 발휘하여 그 분야에 큰 성과를 낼 수 있을지는 모르지만 건강한 신체를 유지하기 위해서는 바람직하지 않다는 말이다. 어떤 기록을 수립하는 데는 도움이 될 수 있어도 그 운동이 과연 그 사람에게 좋았느냐고 평가하는 시각에서는 그렇지 않을 수도 있다.

레저도 마찬가지이다. 내가 음인이니까 우물 안 개구리를 모면하자면 한 장소에서 즐기는 것보다는 조깅을 한다든지 수영이나 등산을 한다든지 하여 내 체질과 상반되면서 나를 도와주는 것을 택하는 것이 좋다는 개념이다. 예를 들면 하체가 발달하고 상체가 부실한 체질은 상체를 도와주는 운동을 선택해서 하는 것이 체질의 신체적 불균형을 개선하여 건강을 유지해 주는 한 방법이라는 것이다. 이러한 개념 하에 태양인과 소양인은 어떤 운동을 하더라도 하체를 단련할 수 있는 운동을 함께 하는 것이 좋다. 태음인은 땀을 흘리는 운동이 좋다. 소음인은 웨이트–트레이닝이나 장시간 체력을 소모하는 운동보다는 요가와 같이 가볍고 하중이 적은 운동이 좋다.

지금까지 소개한 자기관리 개념을 기본으로 하여 아래에 사상인의 각 체질별 자기관리 방법을 소개하고자 한다. 생활의 리모델링을 통해 건강하고 성숙한 삶으로의 이행을 기대해도 좋을 것이다.

(1) 태양인

태양인은 자신이 정직하다보니 속았다고 생각될 때는 참지 못하고 폭발한다. 다른 사람들에게 도리를 지키는 일이나 돕는 일에는 별로 관심이 없다. 무슨 일을 하든 항상 다른 사람들과 경쟁의식을 갖는다. 예의범절을 무시하고 안하무인으로 행동하여 다른 사람들에게 상처를 주기도 한다. 화도 잘 내고 슬픔도 잘 표출하여 사람들이 가까이 하기를 좋아하지 않는 타입이다.

태양인은 위에 언급한 자신의 객관적인 성격을 인식하고 먼저 남에게 상처를 줄 수 있는 좋지 않은 성격들을 순화시키고 남을 배려하는 마음이 배양되도록 부단히 노력해야 한다. 자신이 속았다고 생각이 될 때는 항상 한발 물러서서 "정말 속았는가?" 판단해 보고 대응하는 여유가 필요하다. 대응함에 있어서도 극단적인 방법보다는 상대방에게 변명할 기회를 부여하는 배려가 있어야 한다. 남을 도와주는 마음과 남의 잘못을 포용하는 마음을 심성으로 갖추는 것도 필요하다. 그래서 남들이 자신을 가깝게 느낄 수 있도록 노력해야 한다. 때로는 굽히기도 하고 양보도 할 줄 아는 유연한 성격으로 자신을 고쳐 나가도록 노력해야한다.

사람을 대하고 일을 함에 있어 상대방의 어질지 못함, 인정 없음, 베풀지 않음 등에 너무 집착하려 하지 말라. 자신보다 똑똑하고 예의 바르며 어진 사람을 질시하지 말고, 존중하는 마음을 가지도록 도야해야 한다. 그들을 무시하거나 그들과 경쟁하려 하지 말고 장점을 인정하고 본받으려는 노력이 필요하다.

명리도 좋지만 때로는 실리를 추구할 줄도 알아야 한다. 그래서 실리 추구를 가볍거나 천하게 보지 않는 가치관을 가진 사람으로 자신을 만들어 보아라! 자기의 주장만을 집착하여 고집하는 나쁜 버릇도 고쳐야 한다. 제발 자기 자신을 나타내지 못해 안달하는 마음을 자제해 보아라! 자신이 대하고 있는 상대방의 의견도 들으려 노력해보고 존중해 주는 것은 아름다운 미덕이다. 사람들과 대화나 토의할 때에는 의식적으로 마음을 넓게 가져 본다. 특히 인척과 가까운 지인들에게 자신의 도리를 지켜서 원만한 관계를 유지하도록 노력해야 한다. 경쟁 환경에서는 동료들과 선의에 경쟁을 하되 절대 남의 장점을 폄하하려 하지 말아라. 경쟁에서 졌을 때는 의연하게 상대방의 능력을 인정하고 칭찬해 주는 도량도 키워야 한다. 항상 자신의 총명함과 자신이 하는 것만이 대단한 것인 양 우쭐대려는 마음을 삭히는 노력이 필요하다.

천성적으로 조급한 자신의 마음을 통제할 수 있도록 노력해야 한다. 평소에 급할 때 일수록 돌아간다는 마음 자세를 견지하고 습관화하는 노력이 필요하다. 그러면 비정상적인 상황 하에서도 조급한 마음 때문에 일을 그르치지 않게 될 것이다. 사람들에게 예의범절을 지키도록 자신을 경계해야 한다.

자기의 권한은 주장하면서 자기의 책임은 남에게 미루려고 하지 말아야 한다. 근면하도록 독려하여 부지런한 습관도 길러야 한다. 때로는 동료나 주위 사람들의 충고와 조언을 받아들여 자신의 단점을 극복하는 계기로 삼는 지혜를 키우도록 노력도 해야 한다. 항상 전진하려고만 하지 말고 때로는 한 발 물러서서 생각하는 여유도 가져 보아라. 화를 내거나 슬퍼함이 지나치지 않도록 자신의 감정을 경계해야 한다. 화를 자주 내고 자주 참으면 간을 상하게 할 수도 있다.

간 기능이 약하기 때문에 진한 음식과 술을 피하는 것이 좋다. 걷기나 조깅 같이 하체를 강하게 해주는 운동으로 약한 하체를 보완해 주는 것이 필요하다. 구기나 투기 등의 운동에 재주가 없다고 회피하려고만 하지 말라. 기회가 되면 적극적으로 참여하여 능력을 계발하는 것도 필요하다. 음악에 소질이 있어 대성할 수도 있으니 그 쪽에 재능을 키우는 것도 자기 발전을 위해 좋은 방법이다. 여성의 경우 자궁발육을 돕기 위해 하의를 두껍게 입되 청바지 같은 타이트한 바지는 피하는 것이 좋다.

담백하고 서늘한 성질의 음식이 적합하다. 맵거나 짜고 자극적이며 기름진 음식은 피하는 것이 좋다. 자신의 영감과 직관력, 지식에만 의존하려는 과신을 삼가 하여야 한다. 항상 자신은 생각이 짧고 사람들에 대한 관찰력이 부족하다는 것을 마음속으로 인정할 필요가 있다. 무슨 일을 하려고 할 때나 판단이 필요할 때 절대 서두르지 말라. 한 발 물러서서 자세하게 관찰한 후 신중하게 판단하는 습관을 들여 자신의 경박함을 경계해야 한다.

목욕은 간단하게 하는 것이 좋다. 여러 사람들과 대화할 때는 자신의 주장만 펴지 말라. 비록 자신의 주장과 반하는 상대방의 주장일지라도 경청하는 습관을 들여라. 더욱이 자신의 주장을 반박하는 상대방까지도 포용할 수 있는 자제력을 키워야 한다. 당신의 주장을 들어주기를 바란다면 먼저 당신이 상대방의 주장을 경청하는 자세부터 가져야 하기 때문이다.

소변 양이 많고 잘 나오면 건강한 상태이다. 평소 잘 나오던 소변이 잘 나오지 않으면서 양이 적어지면 병원에 가서 진찰을 받아 보아야 한다. 항상 술을 조심하고 경계할 필요가 있다. 습관적으로 술을 먹고 있지 않나 자신을 되돌아 볼 필요가 있다. 일이 기분대로 풀린다고 술을 찾고, 잘 안 된다고 술을 찾지 않나 되돌아 보아라. 자신을 통제하지 못하고 습관적으로 술을 찾는 단계가 되지 않도록 경계해야 한다. 자신을 통제하지 못하는 단계가 되었다면 술을 절제하라. 끊는 강인함을 보일 때가 된 것이다.

일을 할 때는 사소한 것일지라도 정성을 들이는 습관을 들여라. 절대로 자신만이 능력 있고 잘한다는 생각을 버려야 한다. 사자는 하찮은 토끼를 잡을 때도 최선을 다한다는 교훈을 가슴에 되새겨야 한다. 자기도취는 절대 금물이다. 태양인은 항상 술을 경계하고 근간(勤幹)하도록 정진함이 필요하다.

(2) 태음인

태음인은 자신의 일에 충실하며 성취의욕이 강하다. 서로 도리를 지키고 돕는 것을 좋아하여, 도울 위치에 있을 때 남을 잘 돕는다. 반면에 당연히 자신을 도와줘야할 사람이 도움을 주지 않았을 때 무척 섭섭해 한다. 자기가 재미있어 하는 일에 지나치게 탐닉하는 경향이 있다. 자기가 목적한 바를 성취하기 위해 항상 뒤에서 꾸미기를 좋아한다. 물욕이 크다. 태음인은 이러한 자신의 선천적인 성격을 마음속에 되새겨서 단점이라고 생각되는 성격들은 순화하도록 노력해야 한다.

남을 도울 때는 그 대가를 바라지 말라. 대가를 바랬을 경우에는 반드시 큰 실망을 하게 될 것이다. 사람에 따라 도움을 받을 때와 받은 다음은 달라질 수 있기 때문이다. 남의 도움에 의지하려 하지 말라. 도와줄 위치에서 나를 도와주지 않았다고 원망하지 말라! 원망할 시간이 있으면 그 시간에 실력을 쌓도록 노력하는 것이 좋다. 자기 실력으로 성장하려는 노력이 필요하다. 상대방이 누구라고 해도 나를 도와줄 의무까지는 없지 않은가?

자기가 좋아하는 일을 할 때도 절도를 지키도록 노력해야 한다. 할 때와 하지 말아야 할 때를 명확하게 구분하는 습관을 들일 필요가 있다. 자기가 목적한 일은 정당한 노력의 대가로 성취하려 하라! 정당하지 않은 방법을 동원하지 말아야 한다. 이 세상에 비밀은 없으며 부정당한 방법은 결국 자신의 영혼만 혼탁하게 할 뿐이다. 부(富)는 추구하되 역시 부당한 방법으로 취하려는 욕심을 자제하라. 물질에 대한 탐욕의 결과는 가족이나 친구, 주위 사람들에게 추한 모습만 남긴다는 것을 우리 모두는 이미 알고 있지 않은가?

평소 자기의 고상한 천성을 유지할 수 있도록 마음의 여유를 가져라. 사람들을 가르쳐 인도할 때는 자기가 좋다고 판단하는 방향만을 고집하지 말라. 자기라는 울타리에서 벗어나 큰 틀에서 판단하여 인도하는 것이 좋다. 사람을 평가할 때는 부지런함과 게으름만을 기준으로 하여 판단하려 하지 말라. 일을 도모함에 있어서도 실속만을 추구하려 하지 말고 명리를 추구할 줄도 알아야 한다. 실리보다도 명리가 때로는 큰 이득이 되어 돌아온다는 것도 알 필요가 있다. 명리 추구가 실속도 없는 바보 같은 일이 아니라는 인식을 마음에 새기는 노력이 필요하다. 자기와 연(緣)이 있는 친척이나 친지들만으로 인간관계를 형성하려 하지 말라. 그렇지 않은 사람들과도 보편타당한 관계를 유지하도록 노력함이 필요하다. 편을 가르는 언행은 결국 친구도 만들지만 그 만큼 적도 만들지 않는가?

나도 중요하지만 사회의 한 사람으로서 주위사람들도 배려할 줄 아는 생활 태도가 필요하다. 내 자신과 내 집안을 위한 일을 중요시 하는 만큼 내가 속한 조직이나 사회를 위한 일도 중요시하도록 노력해야 한다.

태음인은 모든 일에 우선하는 재화에 대한 욕심을 경계해야 한다. 자신의 헤아리는 능력을 과신한 나머지 다른 사람들의 눈치나 조언을 무시한 채로 밀어붙이는 주책없는 행동도 경계해야 한다. 어떤 경우에도 욕심이나 교만에 근거한 행동은 좋은 결과를 동반하지 않는다.

선천적으로 게으른 마음을 경계하여 부지런함에 습관을 들여라. 동시에 항상 "조심하는 마음"이 지나치지 않도록 경계하라. 조심하는 마음은 때로는 특히 하는 일에 자신이 없을 때 잘 나타난다. 일을 해보기도 전에 조심이 지나치게 되면 일에 시기를 놓치게 마련이다. 해야 할 일에 대해 자신이 없을 경우 미루거나 회피하지만 말고 그 원인이 무엇인지를 먼저 파악하고 대비책을 수립해 보아라. 자신감을 가지고 추진하는 결단력을 키우도록 노력해야 한다. 그래서 자신의 우유부단한 약점을 보완할 필요가 있다. 항상 현재에 안주하려는 마음을 경계하라. 진취적으로 생각하는 습관을 들여서 평소

균형 잡힌 사고를 갖도록 노력하는 것이 필요하다.

태음인은 너그러운 마음과 인자한 마음을 고양하여 마음속에서 일어나는 재화에 대한 탐욕을 자제해야 한다. 자신이 귀하다고 생각하면 남도 귀하게 생각하라. 남과 비교하지 말고 남의 것에 대해 관심을 갖지 말라. 자기 것을 너무 아까워하지도 말라. 탐욕의 저변에는 자기 것을 지키려는 마음이 있기 때문이다. 너무 점잖게 조용히 있으려만 하지 말라. 필요할 때는 앞에 나서서 적극적으로 밀고 나가는 태도도 필요하다.

태음인은 호흡기 질환에 주의해야 한다. 내분비 및 순환기 계통의 성인병 예방에도 신경을 써야 한다. 건강을 고려하여 자신이 좋아하는 운동을 계획적이며 규칙적으로 할 필요가 있다. 상하 균형 있게 체형을 가꾸고 성인병을 예방하는 것이 자기관리의 한 가지 지혜이다. 몸이 서늘한 량기(凉氣)라서 음식은 따뜻하며 기름진 음식이 적합하다. 소질이 없다고 해도 음악에 대한 능력계발 노력도 필요하다. 일상생활에 균형감각을 갖는 것도 필요하다.

평소 건강을 유지하기 위해 운동이나 목욕, 사우나 등으로 땀을 많이 흘려라. 땀의 분비를 억제하는 얇은 옷이나 헐렁한 옷보다는 약간 두꺼운 옷이나 검은색 계통의 옷이 좋다. 피부가 단단하고 치밀해지며 땀이 잘 안 나오는 징후가 보이면 병원에 가서 진찰을 받아 보는 것이 좋다. 말하는 것을 좋아하지 않는 성격이라고 해도 가정에서는 부부와 자식 간에 자상하게 이야기 나누는 습관을 들이도록 노력해 보아라! 집안 분위기가 달라질 것이다. 자기의 의사를 분명하게 피력하는 습관도 필요하다. 평소 조리 있게 말하는 습관을 들여 놓는 것도 필요하다. 자기가 훈계하기를 좋아하는 만큼 남의 조언이나 훈계도 진심으로 수용하라. 유행 따라 옷 입는 습관도 들여라! 외모에 신경을 써서 자기를 어필하는 것도 좋은 자기관리 방법 중의 하나이다.

태음인은 언제나 폭음 폭식을 경계해야 한다. 폭음 폭식은 모든 질병에 원인이 된다. 과유불급(過猶不及)이라고 하지 않는가! 술과 음식을 즐기되 항상 과하지 않도록 조심하여 과음과 과식에 의한 질병을 예방토록 해야 한다.

태음인은 자신이 밖에서 쟁취하는 것보다 가지고 있는 것을 지키려는 성향이 강해서 구두쇠라는 소리를 듣기도 한다는 것을 인정해야 한다. 손해 본다는 생각에 너무 얽매이지 말라. 사회에 봉사하고 남에게 베푸는 마음을 습관화하여 물욕에서 자유로워야 한다. 태음인은 누구나가 재물을 좋아한다고 한다. 이는 돈벌이에 급급하고 물건에 구애를 받아 현실에 집착한다는 말이기도 하다. 그렇다 보니 자기의 좁은 세계가 전부인 줄 알고 가지고 있는 재물만이 유일한 가치로 생각하게 된다. 태음인은 이를 인정하고 재물을 최고의 가치로 보는 마음을 극복할 수 있어야 한다. 이제마 선생에 의하면 태음인은 재물만을 탐하는 편협함에서 벗어나 삶의 가치를 보편타당함에 두고 살아가기 위해서 문견이 필요하다고 설명하고 있다.

(3) 소양인

소양인은 사람 모두가 대등하다는 인식이 강하여 대체로 사람들에게 공평하다. 그래서 자신이 업신여김을 받았다는 생각이 들 때나 사람들이 남을 업신여기는 것을 보면 인내를 못하는 편이다. 지연이나 학연, 가까운 친척이라는 이유만으로 서로 끌어주고 보호해주고 하는 것에는 별로 관심이 없다. 행동거지가 활발하고 용감하다. 몸가짐이 날래고 시원시원한 성격이다. 양인답게 강인함도 있고 적극성도 있다. 어떤 일을 착수하는데 어려워하지 않는 추진력도 있다. 반면에 감정적으로 격렬하게 슬퍼하기도 하고 크게 화를 내기도 한다. 친구들과의 교제에서는 항상 자기가 주장이 되려 하며 성격이 너무 강하여 호감이 가면서도 가끔은 정이 뚝 떨어지는 타입이다. 소양인 역시 이

사상의학과 처세술

러한 자신의 선천적인 성격을 인정하고 장점은 더욱 살리고 단점은 순화하도록 항상 노력해야 한다.

소양인은 자신이 모든 사람들에게 공평하게 대해준다고 남도 당연히 그러하기를 바라지 말아야 한다. 자기를 훈련하여 그러한 인식을 고치려는 노력이 필요하다. 사람이란 본질 자체는 한 인격체로서 모두가 대등하다고 해도 사람들 사이에 빈부와 귀천은 항상 존재하게 되어 있다. 어떤 사람은 황태자로 태어나서 그 이상의 대우를 받으며 평생을 사는가하면 어떤 사람은 거부(巨富)의 자식으로 태어나 평생을 어려운 일을 모른 채 살아가는 사람도 있다. 그 정반대의 경우도 우리 주위에 수없이 많이 있다.

사람은 이성적이기 이전에 감성적이다. 이 세상에서 혼자 사는 것도 아니다. 사람들을 도와줄 위치에 있다면 때로는 자기와 인연 있는 사람들을 도와주는 여유 있는 마음을 갖는 것도 필요하다. 자기와 지연, 학연 등 인연이 있는 사람들을 무조건 배제하지 말고 원칙에서 벗어나지 않는다면 도와줄 수 있을 때 도와주라는 말이다. 특히 격한 감정표현을 자제할 줄 알아야 한다. 격렬하게 슬퍼하고 크게 화를 내면 주위 사람들이 가까이 하기를 꺼리게 된다. 더욱이 체질 특성상 신장을 상하게 할 수도 있다.

소양인은 자신의 주장만을 강요하여 주위 사람들을 당혹하게 하거나 찌푸리게 하는 경우가 많다. 여럿이 조금씩 양보하여 의견을 수렴해야 하는 상황에서도 자기의 주장만을 고집하려 한다. 강한 것은 불가피하게 저항을 받게 되어 있다. 소양인이라면 항상 자기의 성격이 강함을 인정하고 경계해야 한다. 항상 자신의 주장을 굽히거나 철회할 줄도 아는 유연한 마음을 육성하기 위해 부단히 노력해야 한다.

사람들을 지혜로움과 어리석음만으로 구분하려 하지 말라. 오히려 어리석어 보이는 사람들까지도 포용할 수 있는 마음을 갖도록 훈련해야 한다. 밖에 일만을 중시하고 집안일을 소홀히 해서도 안 된다. 시작한 일을 매듭짓고 다음 일을 새로 시작하는 습관을 들여라. 집안일을 우선적으로 생각하는 마음의 자세도 필요하다. 내가 해야 할 일 중에서 집안일이 우선순위 1번이 아니던가? 어느 조직에서도 집안에 일이 발생하면 회사에 아무리 중요한 일이 있다고 해도 우선하여 휴가를 준다. 집안일이 그만큼 중요하다는 것을 증명하는 예이다. 소양인은 밖에서 자기가 벌리고 있는 일도 중요하지만 그 이상으로 집안일도 중요하다는 것을 마음속으로 인정해야 한다. 이는 선천적으로 가정보다는 밖에 일을 우선시하는 마음을 경계해야 함을 의미하는 말이다.

소양인은 말이 앞서다보니 큰 포부만큼이나 자신을 과장하려는 마음이 있다. 자신을 크게 보이게 하고 싶은 위엄만큼이나 자신을 꾸며 미화하려는 허장성세도 있다. 이러한 가식과 허세도 소양인이 항상 경계해야 할 대상 중에 하나이다.

소양인은 일을 쉽게 시작하고 가볍게 추진하는 경향이 있다. 그래서 마음 저변에는 혹시 일하는 과정에 무슨 일이 생기지나 않을까하는 "두려워하는 마음"을 늘 가지고 있다. 어떤 일이든 좀 더 신중하게 판단하려는 마음을 가져보아라. 문제가 없다는 확신을 가지고 시작하는 습관을 들여서 마음속에 두려워하는 마음을 극복하라. 거처를 편안하게 하고 일에 몰두하는 절도 있는 생활을 습관화하라. 그래서 두려워하는 마음이 쌓여서 발생하는 건망증을 예방해야 한다.

소양인은 선천적으로 의로움(義)을 중시하는 경향이 강하다. 항상 머릿속에는 의로움을 기준하여 사람들의 옳고 그름을 판단한다. 그리고 의롭지 못하다고 생각한 사람들을 몹시 배척한다. 먼저 옳고 그름에 집착하려는 마음을 지워 보아라. 선한 마음을 가지려고 노력해 보아라. 나쁘다고 배척하는 사람에 대해 좋은 면을 생각하면서 좋아하려 노력해 보아라. 의로움을 중시하되 지혜로움도 사모해야 한다. 의롭고 지혜로운 사람을 진정으로 존경할 줄을 알아야 한다. 견문을 넓혀 현명한 사람들의 지혜를 자기화하는 노력이 필요하다. 그래서 궁극적으로는 아예 시비에 집착하려는 마음이 일어나지 않도록 해야 한다.

소양인은 자기의 잘못에 대해서도 부끄럽게 생각하고 숨기려 하지 않는다. 남의 옳지 않은 언행에 대해서는 몹시 미워하며 맹렬하게 비난하기도 한다. 반면에 옳고 그른 것을 바르게 가려내는 지혜(智)는 부족하다. 그러면서도 막연한 자기의 선입관이나 경험에 근거하여 옳다고 한번 단정해 버리면 전혀 고치려 하지 않는다. 옳고 그름을 바르게 분별하는 능력 배양이 필요하다. 의로움을 지키려 자신을 던지는 용기는 좋으나 지혜롭게 대처하여 의로움도 지키고 자신도 지키는 방법도 배워야 한다. 의로움 이상으로 지혜로움도 가치가 있다는 것을 인식하라. 의기가 불끈 일어 날 때면 내뱉지 말고 참아 보아라. 시간이 지나면 후회 대신에 두고두고 잘했다고 생각하게 될 것이다. 오랫동안 후회할 일시적 감정 표출을 자제할 줄 아는 슬기로움이 필요함을 의미한다. 명예도 얻으려 노력하되 항상 실속을 차릴 줄도 알아야 한다. 자기와 가치관이 다른 사람들도 업신여기지 않고 수용하는 포용력도 키워야 한다.

소양인은 강인하며 눈빛이 매섭다. 용맹하며 똑똑하게 보인다고 한다. 이는 강점이면서도 단점이기도 하다. 항상 자신의 강인함, 매서움, 똑똑함을 속으로 갈무리하고 사람들을 대하라. 상대방으로 하여금 경계심을 풀고 평안함 마음을 갖도록 노력해야 한다. 항상 밖으로 나가 거동하려고만 하지 말라. 집안에 머물러 있으려고도 노력해 보아라. 항상 움직여 적극적으로 참여하고 앞장서기만을 고집하지 말라. 조용히 뒤에서 진행 상황을 지켜볼 줄 아는 기다림도 필요하다. 옳지 않은 방법이 아니라면 때로는 자신이나 가족의

미래를 위해서 재물에 대한 욕심도 가져 보아라.

소양인도 걷기나 조깅 같은 운동으로 약한 하체를 보완해 주는 것이 좋다. 손과 발로 하는 운동에 재주가 없다고 해도 기피하지 말라. 그 방면의 운동 신경을 계발하는 것도 필요하다. 소양인은 말하는 것이나 몸가짐이 민첩하다. 어깨를 앞으로 내밀고 두 팔을 흔들면서 날래게 걷는 습성이 있다. 이는 소양인이 고쳐야 할 습성 중에 하나이다. 나이를 먹었든 먹지 않았던 말할 때는 생각을 하면서 천천히 말하려고 노력해 보아라. 걸어 갈 때는 항상 의식적으로 의젓하고 느긋하게 걷는 습관을 들여라. 몸에 열이 많은 편이라 목욕은 간단하게 하는 것이 좋다.

소양인은 대체로 말이 많아 실수가 많다. 무의식중에 타인의 자존심을 건드리기도 한다. 시비에 집착하여 논쟁이나 비판을 좋아한다. 대체로 말거리를 만들어 대화를 주도하기도 한다. 말하는 중에 자기도취에 빠져 흥분도 잘한다. 표현이 장황하다 보니 머리의 회전이 늦어 종종 주제를 잃어버리기도 한다. 상대방의 말을 잘 경청하지 않는다. 상대방의 말을 묵살하거나 말을 가로채기도 잘한다. 그러니 평소에 하고 싶은 말을 자제하고 과묵하려 노력해 보아라. 필요한 말 이외에는 자제하는 습관을 생활화해야 할 필요가 있다. 말하는 중에 자기도취에 빠지는 것을 경계하고 분발하는 감정을 자제할 줄도 알아야 한다. 제발 사람들과 대화중에는 상대방이 하는 말에 관심을 가지고 경청하는 자세를 습관화해라!

물건을 사고 싶은 마음이 일 때면 충동구매 욕구가 아닌지 생각해 보아야 한다. 한발 물러서서 진짜 필요한 물건인지를 자문해보는 여유가 있어야 함을 의미한다.

소양인은 미각이 둔하고 위 기능이 좋다 보니 맛을 가리지 않고 음식을 빨리, 많이 먹는 편이다. 어느 것도 과한 것은 좋지 않다. 식사는 천천히 꼭꼭 씹어 먹는 습관을 길러라. 항상 부족하다 싶을 때 숟가락을 내려놓는 습관도 필요하다. 평소 건강할 때 그 건강함을 유지하려는 노력이 진정한 지혜이다. 몸이 열성이라 온·열성의 음식보다는 피를 시원하게 해주어 열을 내리게 해주는 담백한 음식이 좋다. 아침에 일어나 냉수 한 컵은 위 건강을 위해 좋다. 약간 짜게 먹는 것도 비뇨·배설기능이 약한 소양인에게 도움이 된다. 열성식품인 술과 꿀, 인삼 등은 몸에 맞지를 않으니 피하는 것이 좋다. 과음했을 때는 물을 많이 마셔서 빨리 혈중 알코올 농도를 낮춰주는 것이 도움이 된다.

대변보기가 어려워지면 건강상태가 안 좋아지는 징조이니 속히 병원에 가서 진찰을 받아 보아라. 뼈가 약해 여성의 경우는 골다공증이 비교적 쉽게 오는 체질이니 이를 대비해야 한다. 소양인은 어느 정도 피부질환도 있고 통계적으로 두 명중에 한 명은 고혈압 증세가 나타난다고 한다. 전체 중풍환자의 대략 25%가 소양인이라고도 한다. 자기의 건강관리를 위해 알아둘만한 자료이다. 대소변이 쉽고 손바닥과 발바닥에 땀이 나면 일단 중풍은 오지 않는다고 한다. 소양인에게 잘 오는 건망증은 치매로 이어질 수 있기 때문에 건망증이 오기 전에 예방에 신경을 써야 한다.

일반적으로 소양인은 항상 내 것을 안에서 지키려 하기보다는 밖에서 얻으려고 한다. 그러다 보니 안에서는 어느 정도 손실을 보기 마련이다. 밖에서 남과 부딪혀 이기기만을 생각하지 말고 내 식구를 돌보고 집안일에도 신경을 써서 마음이 한 쪽으로만 치우치지 않도록 노력해야 한다. 또한 안보다는 밖으로 돌다보니 생활이 사치해지고 방탕하기가 쉽다. 호사스럽고 분수에 넘치는 과잉소비를 하기가 쉽다는 말이다. 이를 극복하기 위해 마땅히 간약 (簡約)해야 한다. 즉 가식과 허세를 부리지 말고 간단하고 간결하며 검소하게 살아가야 함을 의미한다.

(4) 소음인

소음인은 삶의 이해에 밝아 인간관계 형성에 현실적인 이해가 있고 없음을 잘 따지는 편이다. 사람들이 이해에 따라 서로 보호해 주는 것을 좋아한다. 능력보다는 과거 인연을 따져서 끌어주고 보호해 주는 것을 선호한다. 자기중심적이어서 출세를 하게 되면 자기와 인연을 맺었던 사람들을 자기 주변에 배치시키는 것을 주저하지 않는다. 자기와 과거에 인연이 있어 당연히 도와주거나 보호해줄 것으로 생각했던 사람이 자신을 도와주거나 보호해주지 않았을 때 원망이 크다. 소음인도 역시 자신의 선천적인 성격을 인정하고 장점은 더욱 살리되 단점은 순화시키도록 항상 노력해야 한다.

소음인은 매사에 자기중심적으로 판단하지 말고 먼저 남을 배려하는 마음을 갖도록 노력해야 한다. 내 기준으로 판단하여 나와의 옛 인연 때문에 도와줄 것이라고 기대하지 마라. 기대가 크면 클수록 실망은 그만큼 더 클 수밖에 없다. 그 사람의 생활 기준은 엄연히 나와 다르다는 것을 인정해야 한다.

인간관계를 형성해 가는 과정에서 현실적 가치인 이해만을 고집하지 말라. 어떤 사람들은 이해보다도 자기 위치에서 지켜야할 도리인 의리를 우선시하여 지킨다는 것을 생각해 볼 필요가 있다. 인간과계를 맺음에 이해를 떠나 의리를 우선시하여 지키도록 노력을 해보아라. 그리고 얻는 것이 어느 쪽이 더 많을지 꼼꼼하게 따져 보아라. 자기와 인연이 있는 사람이라고 해도 분명한 명분이나 객관적으로 인정되는 자격과 능력이 있을 때 끌어주거나 등용하여 활용해야 한다.

소음인은 선천적으로 남에게 약점 보이는 것을 무척 싫어한다. 사람은 빈부귀천에 따라 차등이 있다고 생각한다. 사람들이 빈부귀천에 의해 서로 업신여기는 것을 당연하다고 생각한다. 그래서인지 권력을 잡았을 때 자기 밑에 사람들에게 함부로 대하기도 한다. 사람은 상대방이 약점을 보일 때 그 사람다움에 더 가깝게 느낀다고 하지 않는가? 자기의 약점 노출을 그렇게 병적으로 두려워할 필요는 없다: 상대방이 나의 약점을 이용할 것이라는 생각을 떨쳐 버려라. 오늘의 이해에 따라 차등을 두고 사람을 대하지 말라. 나보다 못하다고 생각되는 사람들을 업신여기는 태도는 반드시 고쳐야 한다. 우리는 오늘만이 아니라 미래에도 살 것이기 때문이다. 소음인은 권력을 너무 좋아하는 편이다. 이를 알고 항상 내면의 권력 지향성을 경계해야 한다. 권력 좋아하는 사람은 당연히 파벌을 잘 만든다. 사람을 골고루 사랑하지 않는다. 권력은 속성상 남용하기 쉽다. 일단 잡게 되면 크든 작든 권력을 향유하려 하고 남을 부리려는 속성이 있다. 권력의 칼자루를 쥐고 휘두르는 것에 재미 붙이면 언젠가는 남이 쥐고 휘두르는 바로 그 칼날 밑에서 큰 화를 입을 수 있음을 명심해야 한다.

특히 소음인은 평소 조그마한 일에도 경쟁심을 가지고 남에게 양보하지 않으려 한다. 한번 권력에 맛을 들이면 권한을 남용하기 쉽고 부하들에게 마치 독재자처럼 군림하려 한다. 항상 나보다 현명한 사람을 존중하는 마음을 가져 보아라. 그래서 밑에 사람들에게 함부로 하려는 마음을 일깨워라. 자신의 행동이 지나치지 않나 항상 경계할 필요가 있다. 소음인은 기뻐하고 즐거워함이 지나치지 않아야 한다. 비장을 상하게 하여 건강을 해칠 수 있다.

소음인은 집안일만을 너무 중시하는 경향이 있다. 사람이 집안일만을 중시하다보면 집안의 편안하고 한가로움에 익숙하게 되어 밖에 나가기를 싫어하게 된다. 그러한 악순환이 계속되다 보면 마음이 안으로 움츠려져 내향적인 성격으로 바뀌게 된다. 집안에서의 안일함을 추구하는 마음이 지나치게 되면 성격은 더욱 내성적이며 소극적으로 변하게 된다. 때로는 밖에 일도 중시하는 태도를 육성하도록 노력해야 한다. 밖에서 자기가 해야 할 바를 우선시하는 사고도 가져야 한다. 처음에는 어색할지 몰라도 곧 익숙해질 것이다.

소음인은 생각이 치밀하고 꼼꼼하게 따져보는 성격이다. 앞에 나서는 것을 어색해하고 두려워하여 좋아하지 않는다. 여성스러움이 많고 폐쇄적이다. 때로는 용기를 내어 앞에서 나아가는 적극성도 가져 보아라. 이러한 자기 훈련을 통해 내향적인 성품만을 고집하지 말고 외향적인 성품도 육성하도록 노력해야 한다. 그래야 뒤에 숨어서 느끼는 안일함에서 벗어나 적극적인 사고로 일할 수도 있게 된다.

소음인은 그 천성이 모나지 않고 넓고 평탄하다. 경쟁 심리가 강하여 질투심이 크다. 미래보다는 현재의 이해만을 중요시하는 경향이 있다. 그렇다 보니 주위 사람들과의 원만한 인간관계 유지를 대수롭지 않게 생각한다. 그 결과 그들로부터 모함도 받고 소외를 당하기도 한다. 소음인은 항상 경쟁 심리와 질투심의 근원인 자신을 남과 비교하려는 마음속의 "비교심리"를 의식적으로 자제하는 노력이 필요하다.

미래를 위해 오늘을 투자할 줄 아는 생활태도를 육성하라. 미래를 위해 오늘의 삶에서 손해를 볼 줄 아는 마음자세도 필요하다. 남의 것에 대한 욕심(慾心)을 자제해야 한다. 욕심을 갖게 되면 남의 것을 훔치게 되고 해야 할 일을 소홀히 할 수 있기 때문이다.

소음인은 세심하고 소심한 성격이라 별일 아닌 것 가지고도 조바심하여 불안해한다. 불안정한 마음이 내재해 있다. 불안정한 마음이 발작하면 잘 먹지도 못한다. 먹고 난 후에는 소화가 잘 되지 않아 답답해한다. 세심하고 정확한 것은 너무 이해를 따지려 하는데 기인한다. 마음 저변에 손해를 보지 않겠다는 심리가 있기 때문이다. 소음인들은 항상 마음속으로 "너무 따지지 말자. 손해도 보면서 살자. 대범하게 생각하자."를 매일 다짐하면서 살아갈 필요가 있다. 그러면 불안정한 마음을 극복할 수 있게 될 것이다.

소음인은 옳고 그름은 잘 가린다. 반면에 자기 잘못을 별로 부끄럽게 생각하지 않는다. 남의 옳지 않은 것에 대해서도 별로 미워하지 않는다. 이는 나의 잘못을 부끄러워한다고, 남의 옳지 않은 것을 미워한다고 내가 얻는 것이 무엇인데 하는 이해타산이 마음속에 자리 잡고 있기 때문이다. 괜히 손해 볼 필요가 없다는 생각이 발단이다. 그러다보니 소음인들은 옳고 그름을 따지기 보다는 좋고 좋은 것만을 추구한다고 비난을 받는다. 항상 지위를 탐하며 남에게 보답은 박절하다. 오로지 남을 질투할 뿐이다. 그래서 이해도 따지되 자기가 마땅히 지켜야할 도리를 지키려는 마음자세를 육성해 보아라. 자신의 잘못을 부끄럽게 생각하는 마음도 길러 보아라. 안일함을 추구하고 노력을 하지 않았으면 그 대가를 바라지 말라. 이해를 따져보고 자기가 노력한 만큼만 대가를 받겠다는 생각을 가져야 한다. 동료나 주위 사람들이 열심히 노력하여 거둔 성과를 인정하고 수용하는 마음 자세를 육성해야 한다. 자기는 시도해 보지도 않았으면서 남이 모험하여 얻은 성과는 왜 배 아파하는가? 이러한 마음을 극복하려면 적극적인 사고를 가져야 한다.

즉 소음인이 자신의 단점을 극복하는 길은 적극적인 사고방식을 갖는 것이다. 이해를 따져보니 손해를 볼 수도 있다는 생각에 자꾸 뒤에 숨으려 하지 말라. 기피하여 안일함만을 추구하려 하지 말고 내가 해야 할 일이라면 당연히 앞장서서 전진하는 적극적인 사고를 갖는 것이 필요하다. 꼼꼼하게 따져보고 분명하게 해야 할 바를 설정하고는 적극적으로 추진하는 마음자세를 육성해 보아라. 반드시 성과가 있을 것이다.

소음인은 따뜻하고 깔끔하다. 순한 인상이다. 안에만 안주하려하고 가능한 밖으로 나가려 하지 않는다. 때로는 밖에서 직접 처리해야 효과적인 것도 있게 마련이다. 의식적으로라도 스스로 안에 안주하려는 마음을 극복하고 밖에 나가서 일을 도모하는 습성을 들여야 한다.

체질별 좋은 인간관계 형성방법

운동은 균형 잡힌 체형 유지를 위해 가슴과 어깨 부위를 강하고 튼튼하게 하는 운동을 골라서 할 필요가 있다. 의식적으로 곧게 걷는 훈련을 하여 앞으로 수그린 자세로 걷는 습성을 바로 잡아 주는 노력도 필요하다. 과식은 금물이다. 음식은 천천히 많이 씹어 먹어서 약한 위의 소화력을 도와줄 필요가 있다. 몸은 찬 편이어서 양기를 돋우고 혈액순환을 도와주는 온·열성 식품이 적합하다.

소음인은 분별하는 능력은 탁월하나 물어보는 것을 잘 못한다. 의문이 있을 때는 주저하지 말고 물어보는 습관을 들여라. 뒤에서 추측하고 염려하지 말라. 직접 물어서 확인하는 적극적인 사고를 가져라.

음이나 색감을 활용하는 것에 취미가 없다고 피하지 말아야 한다. 자신의 부족한 예술적 감각을 계발하여 인체 감각의 균형을 유지하는 것도 필요하다. 노래방에 가는 것을 기피만 하면 한 곡의 노래도 못하게 된다. 기피하지 않고 노력하면 어느 정도 수준까지 향상됨을 우리 주위에서 많이 보고 있지 않은가?

소음인은 건강하면 소화가 잘된다. 소화가 잘 안되고 갑자기 식욕이 떨어지면 몸의 상태가 안 좋아지는 징조이니 진찰을 받아보는 것이 좋다. 평소에는 흘리지 않던 땀이 많이 나오면 병이 이미 진행되고 있다는 징표이다. 서둘러 치료해야 한다. 목욕이나 사우나는 짧게 하는 것이 좋다. 의식적으로 말을 재미있게 하도록 노력해 보아라. 그래서 상대방의 주위를 집중시키는 재능을 육성해 보아라. 대화중에 자신의 주장이 틀렸다고 생각되면 곧바로 인정해라. 발언을 취소하고 사과하는 양보의 미덕도 겸비하도록 노력해야 한다. 더욱이 상대방의 약점이나 말의 실수를 잡고 물고 늘어지는 나쁜 성격은 반드시 고치도록 노력해야 한다.

소음인은 몸이 한성이어서 두꺼운 옷이 좋다. 여성은 냉증이나 냉방병을 예방하기 위해 하의를 두껍게 입어 보온해 주어야 한다. 입맛이 까다롭고 소화력이 약하여 음식 투정이 많다. 소음인의 음식 투정은 정말 주위 사람들을 피곤하고 괴롭게 한다. 같이 식사하는 사람의 입맛마저 떨어뜨린다. 준비한 사람들에게는 마음에 심한 상처까지 주곤 한다. 먼저 집안에서부터 음식투정을 하지 않는 습성을 생활화할 필요가 있다. 의식적으로 감사한 마음을 가지고 음식을 대하는 자세를 육성해 보아라.

술은 좋아는 하되 너무 즐기려 해서는 안 된다. 평소 조용하고 소극적인 성격도 술을 먹게 되면 말이 많아지고 괜한 일에 흥분도 잘하며 앞장서게도 된다. 과시하고 싶은 용기도 솟아난다. 그러다 보니 으레 술을 많이 마시게 되면 실수를 잘하는 편이다. 항상 과음을 경계해야 한다. 소음인은 땀을 흘리게 되면 기운이 많이 빠지게 된다. 평소에 땀을 많이 흘리면서 하는 일이나 운동을 오래 하는 것은 피하는 것이 좋다.

마. 사상의학에 기초한 체질별 질병의 예방

사상의학에서는 사람이 자신의 성과 정을 잘 다스려서 몸의 정기가 왕성하면 병의 내인이나 외인에 저촉되지 않으며, 반대로 자신만을 위한 마음으로 또는 욕심을 가진 상태에서 정기가 손상이 되면 병이 온다고 한다. 그래서 모든 질병은 치료보다 발생되는 근본원인을 없애는 것이 중요하다고 본다. 모든 병이 생기는 원인은 투현질능(妬賢疾能)하기 때문이며, 예방과 치료는 호현락선(好賢樂善)하면 된다고 한다. 투현질능이란 정명을 갖춘 사람인 현인(賢人)과 신명을 갖춘 사람인 능인(能人)을 질투한다는 것이다. 쉽게 말하면 열심히 노력하고 착하게 살아가는 사람을 본받기는커녕 오히려 무시하고 자기 편 한대로 살아가는 것을 말한다. 호현락선이란 현인과 천성을 잘 펼치고 사는 사람인 선인(善人)을 존경하고 같이 살아가는 것을 말한다.

서로 잘 어울리는 능력을 갖고 있는 음인(陰人; 태음인, 소음인)들은 호선지심(好善之心)이 발달하였으니 호현락선하도록 하는 것이 좋다. 서로 잘 어울리기 어려운 양인(陽人; 태양인, 소양인)들은 오악지심(惡惡之心)이 발달하였으니 투현질능하지 않도록 노력해야 한다. 그렇게 함으로써 사심(邪心)인 정(情)을 극복하여 심성을 갖추게 되면 체질별로 가장 약한 장기인 태음인의 폐, 소음인의 비장, 태양인의 간, 소양인의 신장에 생리력이 활발하게 된다. 즉 정(情)이 폭발하지 않게 함으로써 각 체질별로 자신의 가장 약한 장국의 생리력을 향상시켜서 약한 장기의 생리력 저하에서 오는 병을 예방해야 한다는 것이다.

이와 같이 사상의학에서는 모든 병의 원인을 근본적으로 나만 생각하는 마음으로 보고 있다. 그 결과 성인병을 포함한 모든 병들은 못 고칠 이유가 없고 예방하지 못할 이유도 없다는 입장이다. 병을 치료하거나 예방하기를 원한다면 먼저 자신이 여전히 투현질능하고 있지는 않은지 아직 호현락선하지 못하고 있지는 않은지 살펴보아야 한다. 아직도 자신이 투현질능하거나 호현락선하지 못하고 있으면 병에 걸릴 수밖에 없고 나을 수도 없다고 사상의학에서는 말한다. 이제마선생께서는 "100년 후 모든 병은 이 방법으로 치료하여야 한다."고 하셨는데 그의 다른 예언들이 모두 적중되고 있음을 참고할 때 음미해 볼만한 말씀이다.

현대적 감각의 사상의학적 시각에서 질병을 예방하고 건강하게 살아가기 위한 비결은 모든 인간사의 중심에 있는 우리의 마음을 건강하게 유지하는 것이다. 항상 건강한 마음을 가지도록 노력하되 무엇보다도 마음에 상처를 받지 않도록 경계해야 한다. 우리 주위에 몹쓸 병에 걸린 사람들을 보면 대부분이 마음에 입었던 큰 상처가 병에 원인이 되었음을 쉽게 알 수 있지 않은가? 특히 나이를 먹어가면서 건강을 위해 제일 유의해야 할 것은 마음에 상처를 받지 않도록 노력하는 것이다. 나이를 먹으면 먹을수록 마음의 상처를 극복할 능력은 그 만큼 약해지기 때문이다.

남을 깔보거나 무시하지 마라! 남을 욕하거나 질시하지 마라! 남의 탓으로 돌리거나 원망하지 마라! 남을 미워하거나 다투지 마라! 남의 것을 탐하거나 공짜를 바라지 마라! 남에게 대우받기를 기대하지 마라! 마음속에 구부러진 마음을 갖지 않도록 노력하는 것이다. 남을 진심으로 좋아해 보아라! 누구와 다투었다면 먼저 사과하라! 먼저 미안하다고 말하라! 칭찬을 아끼지 마라! 기꺼이 베풀어라! 먼저 인사하고 양보하라! 물질적인 손해를 너무 아까워 마라! 고맙다고 생각해라! 감사한 마음을 가져라! 빛 쪽에서 세상을 보고 생각하라! 마음에 좋은 것들만 담도록 노력하라! 마음이 편할 것이다. 그것이 바로 건강한 마음이다.

비타민 D가 부족하면 폐암에 걸릴 수 있다고 한다. 그렇다면 비타민 B_{12}와 같이 아주 극소량이지만 반드시 있어야 하는 유기물들이 부족할 경우 몸에서는 어떤 일들이 발생할까? 그것이 어느 세포를 만드는데 필요한 유기물이라면 그 유기물이 없는 채로 세포는 만들어 질것이 아닌가? 극소량이지만 그 유기물이 포함된 세포가 정상세포라면 그 성분이 없는 채로 만들어진 세포는 정상세포와 같이 보이기는 할지라도 분명 이상세포임에는 틀림없다.

우리 몸에 암세포가 별것인가? 몸에 정상이 아닌 이상세포인 것이다. 건강한 하루는 올바른 섭생으로부터 시작된다. 질병에 안 걸리고 건강하게 살기를 원하거든 건강한 마음을 갖도록 힘쓰되 음식을 체질식단에 맞추어 골고루 먹는 습관을 들여라! 그리고 건강유지에 필요불가결의 비타민 부족을 예방하기 위해 종합비타민을 하루에 한 알씩 먹어 보아라! 어떠한 보약보다도 건강에 도움이 될 것이다.

2 동료의 체질을 고려한 처세술
-동료의 체질별 특성과 그에 적절한 처세술-

인간의 삶은 타인과의 경쟁과 공존한다고 할 수 있다. 직장에서나 자기가 속한 사회에서나 또 친구나 형제간에 있어서도 우리는 의식적이든 무의식적이든 경쟁을 하면서 살아간다. 이 같은 경쟁은 본능적이며 사람들의 삶의 원동력이기도 한다. 그 중에서도 직장에서의 경쟁이 대표적이며 가장 치열하다 할 수 있다. 겉으로는 "한솥밥 식구"니 "우리는 동지"니 하며 "허허!"하고 웃지만 내심 한 구석에는 본능적으로 경쟁의식이 자리 잡고 있다. 이러한 경쟁의식에 의해 상관·동료·부하직원 할 것 없이 크든 작든 때때로 서로 적의를 느끼기까지 한다.

이러한 경쟁의식은 통상적으로 동료에게서 가장 많이 느낀다. 싫든 좋든 생존과 성장을 위해서는 자기와 가장 가까운 친구인 동료와도 경쟁을 해야 하는 것이 현실인 것이다. 어쩔 수 없는 삶의 한 단면이라면 어떻게 경쟁을 해야 할 것인가? 자신의 출세나 이익을 위해 동료를 깎아 내리고, 시샘하고, 협조를 거부하고, 모함하는 등의 악의로 이루어지는 경쟁이 문제의 근원이된다. 현실 속에서 어떻게 하면 동료와의 경쟁에서도 이기고 동료로부터 인정과 협조를 받을 수 있는 원만한 인간관계를 유지할 수 있을까?

병법에 "지피지기 백전불태(知彼知己 百戰不殆)"라고 하지 않는가? 먼저 동료를 알고 나를 알면 적절한 대처방법이 있다. 사상의학적 시각에서 상대방의 체질에 부합하는 처세술을 구사하려면 먼저 상대방의 체질이 무엇인지를 알아야 한다. 비전문가로서 상대방의 체질을 정확하게 분별하는 데는 분명히 한계가 있다. 하지만 체질별 대표적인 특성을 알고 있다면 첫 대면이라고 해도 상대방의 체형이나 풍기는 인상과 특징으로부터 어느 정도 짐작은 할 수 있으리라고 본다. 이점에 착안하여 사상체질 식별을 위해 2부에서 설명한 체질별 특성들을 요약하여 참고로 제시한 후, 사상 체질별 동료로서의 특성과 그에 대한 처세술을 정리하였다.

태양인은 활달하고 밝은 인상이다. 용모가 뚜렷하고 살이 비후(肥厚)하지 않다. 목덜미가 굵고 실하여 강하게 느껴지나 허리 아래가 상대적으로 부실해 보인다. 머리가 크고 이마는 툭 불거져 나왔다. 피부는 탄탄해 보이며 머리카락은 뻣뻣하고 윤기가 난다. 목소리가 우렁차고 고고하고 도도한 기운이다. 시원시원하고 호탕해 보인다. 총명하고, 강직하며 예의범절에 별로 구애를 받지 않는다는 인상이다. 말주변이 있어 보이며 사람들과 잘 어울리는 스타일이다. 자기주장과 경쟁의식이 강하며 자신을 은근히 과시하는 느낌이 든다. 운동에는 별로 관심이 없으나 예술적 감각이 있어 보인다.

태음인은 키가 크고 체격이 좋아 보인다. 살(肉)이 두꺼워 비대하고 골격이 건실해 보인다. 몸의 중간 부위가 실하고 서 있는 자세가 굳건하다. 배가 나오고 뚱뚱하며 웅장하다. 용모는 선이 굵고 코끝이 발달해 있다. 이마의 기세가 빈약하며 목젖이 나왔다. 조용하며 차분한 인상이다. 후덕하고 여유가 있어 보인다. 우직하며 자신의 일에 충실한 인상이다. 보수적이며 변화를 좋아하지 않는다. 겁이 많은 인상이다. 게으르고 굼떠 보이기도 한다. 주책없는 말을 하기도 하며 욕심이 있어 보인다. 사려가 깊어 보인다. 과묵한 인상이나 자신이 원하는 바를 간접적으로 은연중에 나타낸다. 운동에 관심이 많고 땀을 많이 흘린다. 입은 옷이 세련되게 보이지 않는다.

소양인은 어깨가 엉덩이에 비해서 넓다. 몸은 그렇게 비후하지 않다. 비교적 손목이나 발목이 가늘다. 근육이 발달하여 운동을 잘할 것 같이 보이나 운동에는 별로 관심이 없다. 눈에서는 기(氣)가 뿜어 나오는 것 같은 느낌이다. 입은 작고 입술은 얇은 편이다. 엄하고 강인한 기상이다. 열성적이며 적극적인 인상이다. 성미가 급하여 이성적이기 보다는 감성적인 느낌이다. 정의감이 강하고 솔직하다. 자신의 약점을 스스럼없이 말한다. 말하면서 주제를 잃어버리기도 하고 흥분도 잘한다. 자기는 열심히 말하고 남의 말은 들으려 하지 않는다. 사람들을 대함에 공평하다는 인상이다. 일을 착수함에 있어 주저함이 없이 시원시원하다. 마음이 넓고 예의범절이 밝다. 해야 할 일을 놔두고 다른 일은 못하는 타입이다. 의리를 따지고 명예를 중시한다. 말에 재치와 유머가 풍부하며 설득력이 있다. 많이 먹는 것에 비해 살이 안찌는 타입이다. 소탈하다. 목욕을 하는 둥 마는 둥 끝낸다. 옷맵시가 세련되어 보인다.

소음인은 상체에 비해 하체가 견실하게 보인다. 허벅지와 장단지가 굵다. 체격이 작은 편이다(가끔은 큰 사람도 있다). 용모는 오밀조밀하여 미인상이다. 단정하고 깔끔하며 애교가 있어 보인다. 온순하고 침착하며 따뜻한 기운을 느끼게 한다. 자상하게 사람들을 잘 가르치고 인도한다. 치밀하고 꼼꼼하다. 내성적인 성격으로 수줍음을 탄다. 소극적이며 추진력이 약하다. 왼손을 잘 쓴다. 잔재주가 많다. 지연이나 학연, 근무연 등을 중시한다. 자신의 약점 노출을 꺼린다. 여러 사람 앞에 나서는 것을 좋아하지 않는다. 사람들을 빈부귀천에 따라 대하는 느낌이다. 자기 밑에 사람들에게 함부로 대한다. 소심하여 별일 아닌 것 가지고도 조바심하고 불안해하는 인상이다. 말은 조용하며 침착하다. 조리가 있고 논리 정연하여 상대방을 차분히 설득하는 타입이다. 운동에 관심이 많다. 품위가 있고 고상한 옷차림을 좋아 한다. 입맛이 까다로워 보인다.

다음은 사상인 동료의 체질적 특성과 그에 대한 적절한 처세술이다.

가. 태양인

성격은 활달한 편이나 태양인은 동료로서 사귀기가 힘든 타입이라는 것을 전제해야 한다. 그래야 마음을 편하게 가질 수 있다. 일에 대한 처리 능력과 집착력은 뛰어나지만 동료애가 부족하다. 조그마한 일로도 감정적으로 화를 잘 내며 자기주장만 끝까지 고집하는 편이다. 태양인 동료는 정직하여 그가 말하는 것은 믿어도 된다. 남을 속일 줄을 모른다. 그러다 보니 자신이 속았다고 생각될 때는 물불을 가리지 않는 성격이라는 것도 알아 두어야 한다. 태양인 동료에게는 항상 솔직하게 대하는 것이 최선이다. 그가 혹시 조금이라도 자신에게 의구심을 갖고 있어 보이면 시인할 것은 솔직하게 시인하고 그렇지 않은 것에 대해서는 증거를 가지고 정확하게 시비를 가리는 것이 좋다. 태양인 동료에게서는 아예 동료 간에 지켜야 할 도리 같은 예의범절은 기대를 하지 않는 것이 마음 편하다. 나를 도와 줄 것이라는 기대 역시 하지 않는 것이 좋다. 도리나 예의범절로 마음 상하는 일이 있다면 그의 천성 탓으로 돌리고 개의치 말아라. 그들은 천성적으로 자기의 도리를 지키는 것과 서로 돕는 것에는 별로 관심이 없기 때문이다.

일을 할 때는 항상 경쟁의식을 가지고 덤비며 이기기를 좋아한다. 제 멋대로 행동하려는 마음이 지나쳐 동료들에게 큰 상처를 주기도 한다. 그러한 단점을 인정하고 직접적인 손해가 없다면 한발 물러나 양보해 주는 것도 내 마음을 편히 갖는데 도움이 된다. 그에게 존중을 받으려면 그의 강한 자존심을 건드리지 않도록 주의해야 한다. 그의 잘하는 것을 진심으로 칭찬해 주고 그의 능력을 인정해주면 된다. 그러나 양보만 하게 되면 그에게 비굴하게 보일 수도 있다. 그때는 그의 호감을 얻지 못할 뿐만 아니라 경멸의 대상이 될 수도 있음을 알아야 한다. 때로는 나의 강점을 과시하여 자신만이 최고라는 예기를 꺾어 놓을 필요도 있다.

태양인 동료가 사람들과 잘 어울린다고 호인으로 생각하고 접근했다가는 낭패를 당할 수도 있으니 경계해야 한다. 그는 마음이 넓지 못하다. 자기가 하고 싶은 말을 가리지 않으며 자기가 원하는 일이나 주장은 굽히지 않고 고집한다. 듣고 배우는 재주가 탁월하다 보니 속으로 남을 깔보는 마음을 가지고 있다. 그래서 잘못했다간 그로부터 마음의 큰 상처만 입게 될 수도 있기 때문이다. 태양인 동료는 사람이 어질지 못하고 각박하고 인정이 없는 것에 대해 시비가 분명하며 몹시 싫어한다. 그에게 그러한 면에서 좋지 않은 인상을 주었다면 회복하는데 많은 시간이 필요함을 알고 대처해야 한다. 한발 먼저 양보하고 어진 마음과 너그럽고 베푸는 자세로 대하면 좋은 결과를 얻을 수 있을 것이다.

태양인은 천성적으로 명리를 추구하고 재화에 욕심이 없다. 그래서 그와 대화를 나눔에 있어서는 명분과 의리에 관련한 주제가 호감을 줄 수 있다. 반면에 현실적인 이해타산이나 부의 축적방법과 관련된 주제들은 별로 신통한 관심을 이끌어 낼 수가 없다. 오히려 그에게 천하게 보일 수 있다.

그래서 태양인이 협상 상대일 때는 이해를 따지기 전에 명분을 내세워 협상하는 것이 효과적이다. 예를 들면 상대방에게 우리와 협상이 타결된다면 얼마의 득이 있다는 논리보다는 대내ㆍ외적으로 이러이러한 명분이 선다는 논리를 전개함이 효과적이라는 것이다. 경우에 따라서 태양인인 상대방이 이해의 득실을 들어 자기의 주장을 고집한다면, 명분이 있고 없고를 가지고 대응할 때 더 승산이 있을 수 있다는 말이기도 하다.

태양인 동료는 항상 조급한 마음이 있다. 그와 무슨 약속을 했다면 중간에 한번쯤 확인해 주는 것도 호감을 사는 좋은 방법이다. 반면에 비정상적인 상황에서는 조급한 마음으로 인해 일을 그르치기도 한다. 그래서 태양인 동료가 동업자라면 그가 조급한 마음을 갖지 않도록 경계해야 하고 만약의 경우에도 대비해야 한다. 반면에 태양인 동료가 중요한 경쟁 상대일 경우 상대방의 마음을 조급하게 할 수만 있다면 경쟁에서 반은 승리하였다고 할 수 있다. 태양인 동료는 자신의 총명함과 능력에 대한 자부심이 강하기 때문에 오히려 그에게 자신의 뛰어난 능력과 일에 대한 강한 의욕을 보여주는 것도 그의 호감을 얻는 좋은 방법 중의 하나이다. 때로는 그의 능력이나 주장이 별 것이 아니라는 듯 적당히 무시해 버리는 것이 효과적일 때도 있다. 그러나 노골적인 태도로 그를 무시하는 것은 오히려 역효과만 날 수도 있으니 피해야 한다.

태양인 동료는 출세욕도 대단하다. 그러나 동료를 모함하여 출세하려는 비겁함 같은 것은 없기 때문에 그 점은 걱정하지 않아도 된다. 때로는 상사에게 동료들의 불만을 대신해서 폭발시켜 줌으로써 후련함을 안겨주기도 한다. 그러나 여럿이 분담·협력하여 한 가지 과제를 할 경우 자신의 역할수행에는 게으르면서 남들은 그들이 해야 할 역할을 부지런히 수행해 줄 것을 기대하고 주문한다. 그러면서도 결과 중 잘못된 것은 남의 탓으로 돌리고 잘한 것은 자기의 공으로 내세우려는 경향이 강하다. 이를 알고 대처해야 과제를 끝내고 받을 수도 있을 마음에 상처를 피할 수 있다. 또한 남의 충고나 조언을 아주 싫어한다. 특별한 일이 아니면 충고보다는 그러려니 하고 아예 무시하는 것이 마음이 편하다.

태양인 동료는 하체가 약하여 오래 걷거나 서 있는 것을 좋아하지 않는다. 구기나 투기 같은 운동에는 별로 재능이 없고 예능에는 소질이 있다. 그래서 그에게는 축구나 야구 같은 운동 관람보다는 음악회나 영화관, 노래방 가는 것을 제안하는 것이 좋다. 그가 재능이 있어 좋아하는 것에 관심을 표명하고 참여하면 그가 좋아하는 동료가 될 수 있을 것이다.

또한 무엇이든지 자기가 하고 싶은 것에 대해서는 배우려고 한다. 반면에 생각은 깊이 하지 않는 편이다. 자기의 직관력과 총명함을 과신하기 때문이다. 그래서 사람을 평가하는데도 주의 깊게 관찰하거나 겪어 본 후에 판단하지 않고 첫인상 등으로 판단한다는 사실을 참고할 필요가 있다.

태양인 동료는 목욕을 즐기거나 오래하지 않는다. 말은 잘하는 편이며 기발한 아이디어를 낸다. 토의나 회의를 할 때에는 자기의 주장만 옳다고 우긴다. 동료의 주장이나 반박은 아예 무시하기도 한다. 더 나아가 폭언이나 욕설로 분노를 터뜨리기도 한다. 그러니 큰 이해관계가 없다면 태양인 동료와의 논쟁은 피하는 것이 상책이다.

대체로 음식은 생랭하고 담백한 것을 좋아하며 식성은 그리 까다롭지 않다. 태양인 동료에게는 등심이나 보신탕, 삼겹살 보다는 한식이나 일식, 또는 야채 뷔페에 가자고 하면 좋아할 것이다.

나. 태음인

태음인 동료는 자신의 일에 충실하며 자기가 목표하는 것에 대한 성취도가 타 체질 동료에 비해 높다. 동료들에게 자기가 할 도리를 잘 지키는 편이다. 자기가 도와야 할 때는 잘 도와준다. 반면에 동료가 자신을 도와줄 수 있는 위치에 있었음에도 도움을 주지 않았다고 생각되면 무척 섭섭해 하니 이를 알아 둘 필요가 있다. 자기가 좋아하는 일에 탐닉하는 경향이 강하다. 가까이 해야 할 경우에는 유유상종이 되지 않도록 경계해야 한다.

물욕이 큰 편이니 태음인 동료와 동업을 할 때에는 처음부터 분명하게 이해

사상의학과 처세술

관계를 설정한 후 시작하는 것이 좋다. 태음인 동료로부터 도움을 받았다면 반드시 그에 상응하는 보답을 해주어야 한다. 그는 도움을 주고 받는 것에 셈이 분명한 사람이다. 태음인 동료는 경쟁과정에서 목적 달성을 위해 정당하지 않은 방법까지 동원할 수 있다는 것을 알아야 한다. 천성적으로 어쩔 수 없는 경우에는 상대방을 속일 수도 있다고 생각한다. 자기가 목적한 바를 성취하기 위해 전면에 나서지 않고 일을 뒤에서 꾸미기도 잘한다. 이러한 점을 항상 염두에 두고 상대해야 한다. 태음인 동료의 가장 큰 약점은 물욕이 크다는 것이다. 그래서 동료 간에 조금이라도 손해 보는 일이라고 생각되는 것은 하지 않으니 혹시나 하는 기대는 하지 않는 것이 좋다. 뇌물공세에 무척이나 약한 편이다.

태음인 동료는 잘 나갈 때는 여유가 있고 너그러우며 고상하다. 반대의 경우에는 자기의 주장만을 옳다고 고집하며 음흉하다. 이때는 양보하고 상대하지 않는 것이 좋다. 사람을 부지런함과 게으름으로 판단하니 부지런하게 보이는 것도 좋은 인상을 주는 방법 중의 하나이다. 이루고자 하는 일이나 해야 할 일에 우선하여 재화를 모으는데 관심이 크다. 그래서 일을 함께 도모할 경우 태음인 동료에게는 실속을 양보하면 쉽게 명리를 얻을 수도 있다.

태음인 동료는 자기와 연(緣)이 있는 친척이나 친지들과의 인간관계를 중시하는 경향이 있다. 체질 특성상 한국적 상황에서 지역주의가 제일 강하다. 이를 염두에 두어야 실망하지 않는다. 태음인 동료는 남보다는 나, 바깥일보다는 집안일을 중요시 하는 성격이다. 이를 참고할 필요가 있다. 남에 대한 배려를 할 줄 모르는 타입이니 그의 배려는 아예 생각하지 않는 것이 좋다. 낌새를 잘 차리는 능력이 있으니 그에게 감추어야 할 것이 있다면 특별히 조심해야 한다. 주책없이 현실성이 부족한 예산이나 계획을 고집하기도 한다. 여럿이 함께 분담·협력하여 과제를 할 때는 자기 맡은 일을 함에 있어 게으른 편이니 이를 알고 대비하는 것이 좋다.

반면에 생각이 깊고 사람들을 움직여 대사를 도모하는데 뛰어나다. 그래서 큰일을 같이 도모할 때는 그의 사려 깊음과 사람을 움직이는 능력, 이해를 헤아리는 능력을 활용하면 큰 성과를 거둘 수도 있을 것이다.

태음인 동료는 선천적으로 "조심하는 마음"을 타고 났다. 이 조심하는 마음이 지나쳐서 우유부단한 면이 없지 않다. 이 조심하는 마음은 특히 자기가 하는 일에 자신이 없을 때 나타난다. 그래서 태음인 동료와 동업하려 할 때는 먼저 함께 추진하려는 일에 자신감을 갖도록 설득하는 것이 우선이다. 자신감이 없으면 조심하는 마음이 지나쳐 일에 대해 끝내 결심을 못하고 주저하면서 세월만 보내는 타입이다. 태음인 동료는 현재에 안주하기를 좋아한다. 변화에 둔감하고 현재의 상태를 고집한다. 그래서 성격이 대부분 보수적이라고 생각하면 된다. 예의범절을 중요시한다. 하지만 자신은 대우받기를 원하면서 남에게는 대우를 해주지 않는 무례함도 있다. 자기 것을 지키려는 마음이 강하다. 이러한 그의 특성을 항상 염두에 두고 상대할 필요가 있다.

태음인 동료는 너그럽고 여유가 있으며 침착한 편이다. 조용하고 차분하다. 끈기 있고 우직하며 자신의 일에 충실하다. 일단 시작한 일에 대해서는 다소의 어려움이 있더라도 포기하지 않고 성사시키는 타입이다. 강한 집중력을 가지고 일을 하기 때문에 일할 때에는 자주 말을 걸거나 쓸데없이 방해하지 않는 것이 좋다. 사람들을 잘 가르치고 부지런함과 게으름을 잘 구별한다. 그래서 그의 말을 열심히 들어주고 자기의 일을 부지런히 하는 모습을 보여주는 것도 그의 호감을 얻는데 도움이 된다.

자신의 일만 너무 중하게 여기는 편벽이 있다. 기상이 너그러워 보이고 느긋해 보이고, 의젓하고 점잖게 보인다고 그를 너무 믿지 마라. 열길 물속 깊이는 알아도 한 길 사람 속을 알 수 없는 경우가 그에게 해당된다. 그가 조용히 움직이지 않고 있을 때는 스스로 자신의 지혜가 치밀하여 자기에게 유리한 환경이라고 믿기 때문이라고 생각하면 된다.

태음인 동료는 호흡기 질환과 내분비 및 순환기 계통의 성인병에 약하다. 음식은 따뜻하고 기름진 것을 좋아한다. 태음인 동료에게 대우를 받았다는 소리를 들으려면 등심이나 보신탕, 장어구이와 같이 기름진 것이 효과적이다. 음악에 대해 소질이 없어 노래방에 가는 것을 좋아하지 않는다. 대체로 예능에는 재능이 없는 편이다. 하는 일에 자신이 없을 때는 생각이외로 소심한 면이 없지 않다. 운동에 재능이 있어 운동이라면 무엇이든지 좋아 한다.

태음인 동료는 땀을 많이 흘리는 운동이나 목욕, 사우나를 좋아한다. 선천적으로 과묵한 성격이라 속으로 무슨 생각을 하고 있는지 알기가 어렵다. 태음인 동료에게는 직장에서의 불만을 털어놓아도 뒤탈은 걱정하지 않아도 된다. 그러나 그의 동조를 기대하지 말아야 한다. 동료들을 깎아내려 출세하려 하지는 않는다. 그러나 동료들에 대한 라이벌 의식은 아주 강하다. 그래서 태음인 동료는 업무 수행능력 평가나 승진과 관련된 일에는 동료가 도움을 청해도 모른 체하는 경향이 있다. 자기는 동료들에게 때로는 훈계조의 조언도 잘하면서 자신은 동료의 조언을 아주 싫어한다. 가급적 조언이나 충고는 하지 않는 것이 좋다.

태음인 동료는 자기가 가지고 있는 것을 지키려는 경향이 강하다. 자기가 가지고 있는 것을 손해 보려하지 않는다. 동료들과 회식 자리에서 먼저 일어나 계산하는 일은 거의 없다. 밖에서 봉사하고 이웃에게 베푸는데 인색하여 구두쇠같이 보이기도 한다. 재물을 좋아하는 편이다. 현실 세계에서 재물을 제일의 가치로 생각한다. 태음인 동료와 가까워지기 위해서는 그의 주장을 끝까지 성의를 다해 들어 줄 필요가 있다. 그의 주장은 듣기에는 조리가 없고 논리적이지 못한 것 같으나 나름대로의 신념이 강하다. 그래서 얘기하는 중에 반박하거나 화제를 다른 데로 돌리면 몹시 기분 나빠한다. 이를 특히 유의해야 한다.

다. 소양인

소양인 동료는 사람을 사회적 지위나 빈부귀천에 따라 대하는 것을 무척 싫어한다. 사람을 공평하게 대할 때 호감을 갖는다. 자신이 업신여김을 받았다고 생각이 되거나 남이 다른 사람을 업신여기는 것을 보게 되면 참지 못한다. 이를 항상 명심해야 한다. 소양인은 선천적으로 높은 공직에 있다고 해도 자신의 근친도 돌봐주지 못하는 성격이다. 소양인 동료에게 인사 청탁 같은 것은 아예 꿈도 꾸지 않는 것이 좋다.

격렬하게 슬퍼하기도 하고 크게 화를 내는 등 감정적이다. 사람들과의 교제가 뛰어나 처음에 사귀기가 쉽다. 인정이 많고 명랑하다. 동료애가 강해 직장 동료로서 아주 좋은 관계를 유지할 수가 있다. 활달하고 시원시원하다. 강인하고 적극적이다. 항상 자기가 나서서 주장이 되려 하고 자기가 원하는 바를 강요하려 한다. 이를 알고 대하면 언짢은 마음을 삭일 수 있다. 포용하고 그냥 넘어가기가 어려우면 분명하게 자신의 견해나 의견을 제시하라. 소양인 동료는 솔직한 성격이라 때로는 예상외로 자신의 주장을 접고 흔쾌히 당신의 의견을 받아들이기도 할 것이다.

소양인 동료는 마음이 넓고 예절이 밝아 사람들과의 교제가 뛰어나다. 사람들의 지혜로움과 어리석음을 잘 구별하기 때문에 지혜롭게 보이는 것이 좋다. 그러나 꾀를 부리는 것은 아주 싫어하는 성격이니 그 앞에서는 절대 얕은 수를 쓰려하지 말아야 한다. 집안일보다는 직장 등 밖에서의 일을 우선시한다. 일을 이것저것 벌려 놓고 항상 바쁘게 살아가는 타입이다. 직장에서 개인 일을 하거나 집안일을 너무 티를 내며 우선시 하는 모습은 그에게 자신 밖에 모르는 사람으로 각인될 수 있으니 조심해야 한다.

소양인 동료는 도량이 크나 사실 이상으로 과장하는 허세가 있다. 위엄이 있으나 스스로 자신을 높게 보이려하는 가식이 있다. 그래서 소양인 동료는 자기 자신을 꾸며서 미화하려는 허장성세가 있다는 것을 감안하고 대하면 실망이 적을 수 있다.

소양인 동료는 무슨 일이 생기지는 않을까하고 "두려워하는 마음"을 늘 가지고 있다. 그러한 마음이 없으면 집안이 편안하고 상황이 좋다고 보면 된다. 해야 할 일들이 꼬이고 심각해지면 심리적으로 불안하게 되면 두려워하는 마음이 나타난다. 두려워하는 마음이 생기면 절도가 없어진다. 일에 몰두하지 못하며 건망증이 심하게 나타나니 참고해야 한다. 소양인 동료는 선천적으로 자기 잘못을 부끄럽게 생각하고 남의 올바르지 않은 것을 미워하는 마음이 강하다. 그래서 자신의 잘못된 언행에 대해서 지적을 받게 되면 크게 부끄러워한다. 소양인 동료가 잘못한 것에 대해서는 조용히 개인적으로 충고를 해주면 고맙게 생각하고 바로 시정을 할 것이다.

소양인 동료는 의로움을 기준하여 사람들의 언행에 옳고 그름을 판단한다. 항상 마음속에서 언행이 옳지 않다고 생각되는 사람들을 몹시 배척하는 성향이 강하다. 그는 의리를 지키는 것과 약속을 지키는 것을 천성적으로 중요시 한다. 사람들의 의롭지 못한 언행이나 약속을 지키지 않는 것을 몹시 싫어한다. 동료로서 의리를 지키면 동료이자 가까운 친구로서 가깝게 지낼 수 있을 것이다. 만약 자신의 잘못된 언행에 대해 소양인 동료가 분개했다고 하면 변명하려 하지 말고 즉시 이실직고하라. 솔직담백하고 정에 약한 성격이라 의외로 쉽게 그의 양해를 얻을 수도 있을 것이다.

반면에 옳고 그른 것을 바르게 가려내는 지혜는 신통치 않다. 그러면서도 자

체질별 좋은 인간관계 형성방법

기의 판단으로 일단 옳다고 생각하는 것에 대해 주장이 강하여 굽히려 하지 않는다. 중요한 일이 아니라면 시비를 가리려 하지 않는 것이 좋다. 소양인 동료는 무엇보다도 명예심이 강하기 때문에 그의 명예심을 존중해주면 쉽게 가까워질 수 있다.

소양인 동료는 성격이 강인하고 용맹스럽다. 부드럽고 순한 기운으로 대하면 그의 호감을 얻을 수 있어 효과적이다. 외향적 성격이라 밖에서 일을 잘 도모한다. 책임감이 강하고 적극적어서 항상 앞장만 서려한다. 그래서 그와 함께하면 마음에 충돌이 자주 일어날 수 있다. 그때는 괜히 불쾌한 감정을 가지고 마음속으로 삭이지 말라. 한 박자 쉰 후에 자신의 의견을 분명하게 피력하라. 그러면 그는 반드시 양보하고 받아들일 것이다. 자신이 독단적이라고 판단될 때는 즉시 사과할 것이며 최소한 자신의 주장을 접고 양보라도 할 것이다.

소양인 동료는 명예심이 강한 반면 재화에 대한 욕심이 적다. 수단과 방법을 가리지 않고 출세를 하겠다거나 돈을 벌겠다는 사고를 배척하는 성향이 강하다. 그러한 생각은 신념 수준이다. 그렇다보니 그러한 사고를 가진 사람을 천박한 사람으로 몹시 경멸한다. 소양인 동료에게는 은연중에라도 자신이 그러한 사고를 가진 사람으로 인상을 주지 않도록 조심해야 한다. 반면에 소양인 동료와 경쟁 할 때에 그는 자기의 출세를 위해 비겁하게 뒤에서 모사를 꾸미거나 동료를 음해하는 일은 없다고 생각하면 틀림없다.

소양인 동료는 어깨나 손의 근육이 잘 발달되어 외형적으로 활동력이 있어 보인다. 그러나 운동신경이 둔하다보니 운동에 별로 관심이 없다. 운동을 좋아하는 티를 너무 내면 마음속으로 무식하고 천하다고 깔보는 경향이 있다. 운동으로 시간을 보내는 것은 시간낭비라는 생각이 강하기 때문이다. 음이나 색감을 활용하는 예술적 감각이 뛰어난 편이다.

명리를 우선 추구하다보니 재물을 모으는데 별로 관심이 없는 것이 특색이다. 물어보는 능력은 탁월하나 분별하는 능력은 신통치 않다. 마음속에 궁금한 것이 있을 때는 주저하지 않고 물어본다. 반면에 일이나 사물을 분별함에 있어서는 신중한 생각 없이 자신이 평소 가지고 있던 견해나 선입관으로 쉽게 결론을 내린다. 그 다음은 자기가 내린 결론이 맞는다고 굳게 믿는 타입이다. 소양인 동료가 맞지도 않거나 불명확한 사실을 진실인양 우길 때는 다투려하지 말고 한발 물러나라. 시간이 지난 후 논리나 근거를 가지고 이의를 제기하면 된다. 의외로 쉽게 자신의 주장을 철회할 것이다.

소양인 동료는 열성체질이라 목욕은 샤워 위주로 간단하게 한다. 사우나나 찜질방은 좋아하지 않는다. 일반적으로 말이 많은 편이다. 재치와 유머가 있으며 설득력도 있다. 열심히 들어주면 좋아한다. 말을 많이 하다 보니 실수가 있게 마련이고 무의식중에 남의 자존심을 건드리기도 한다. 시비 관련 논쟁이나 비판을 좋아한다. 말하면서 자기도취에 빠져 흥분하기도 잘하며 종종 말에 주제를 잃어버리기도 한다. 자기는 실컷 말하고 상대방의 말에는 관심을 갖지 않는다. 상대방의 말을 묵살하거나 가로채기도 잘한다. 그래서 소양인 동료와 대화를 나누게 되면 종종 불쾌감을 느끼게 되어 있다. 그의 특성을 미리 알고 대하면 그러한 불쾌한 감정을 덜 느낄 수도 있으니 참고할 필요가 있다.

소양인 동료에게는 직장에서 자신의 불만을 털어놓으면 쉽게 공감해주며 위로를 아끼지 않는다. 그러나 그에게는 가급적 직장에서의 불만을 털어놓지 않는 것이 좋다. 성격상 고의적으로 말을 전하지는 않는다. 말이 많다보니 무의식중에 제 3자에게 알려지거나 와전될 수도 있기 때문이다. 다른 이야기를 하는 중에 이야기에 심취되어 그 말을 전할 수도 있다. 자신의 주장에 설득력을 강하게 하려고 무심코 그 말을 인용할 수도 있다. 결과적으로는 대신 불만을 토로하게 함으로써 본의 아니게 자신이 직장에 불만이나 가진 사람으로 엉뚱한 오해를 받기도 한다.

소양인 동료는 당신과 가깝다고 해도 그와 달리하는 당신의 인식이나 사고를 그에게 너무 어필하려 하지 말라. 그는 당신이 없는 자리에서 당신이 그와 달리하는 생각이나 인식에 대해서 당신에게 비난을 퍼부을 수도 있다. 소양인 동료에게는 업무 한계를 세부적으로 따지거나 그의 협조 요청을 외면하지 말아야 한다. 지나치게 따지거나 별것도 아닌 협조를 외면할 경우 크게 반감을 살 우려가 있다. 만일 소양인 동료에게 잘못을 했을 경우에는 즉각 사과하는 것이 최선이다. 그가 실의에 빠져 있을 때에는 위로를 아끼지 말라. 크게 고마워하며 감사해 할 것이다.

소양인 동료는 옷차림이 개성적이고 대담하다. 가끔은 외모에 관심을 가지고 칭찬해 주는 것도 가까이 사귀는데 좋은 방법이 될 수 있다. 옷도 잘 사는 편이고, 충동구매를 잘한다. 덩달아 구매하려 하지 말라.

차고 담백한 음식을 좋아하며 빨리, 많이 먹는 편이다. 입맛이 까다롭지 않으며 격식을 싫어하여 같이 회식하기가 부담이 가지 않는다. 그러나 때로는 자기 위주로 장소와 메뉴를 임의로 정하여 강요하는 타입이라 기분이 상할 수도 있다. 그의 강한 성격 탓으로 돌리고 이해하는 것이 마음이 편하다. 모양새보다는 푸짐한 차림을 좋아한다. 소양인 동료는 서양식 레스토랑보다 한국적 풍미가 있는 토종음식점에 가자고 제안하면 좋아할 것이다. 더운 음식은 좋아하지 않는다.

술은 맥주와 같이 용량이 많고 시원한 것을 좋아한다. 술 마시는 속도가 빠르며 취하기도 빨리 취한다. 과음했을 때는 대체로 물을 많이 마시는 편이다. 음주를 많이 한 후에는 시원한 냉수를 권하는 것이 좋다. 어쩔 수 없어 술자리에 끼는 타입이다. 술이 깨는 단계에서는 체질적으로 몸이 술을 받지 않는다. 그래서 술이 깨는 단계에서 그가 사양하는데 술이나 2차 등을 너무 강권하게 되면 아무리 가까운 사이라고 해도 강하게 반발하니 명심할 필요가 있다. 소양인 동료와 회식한 후에는 어느 정도 취한 것 같으면 집으로 직행하는 것이 좋다.

라. 소음인

소음인 동료는 이해에 밝다. 현실적으로 이해가 있고 없음에 따라 인간관계를 형성하는 경향이 강하다. 도움이 될 것 같으면 가까이하고 별 볼일 없을 것 같으면 멀리한다는 말이다. 사람들이 서로간의 이해에 따라 보호해 주는 것을 당연시한다. 능력보다는 자기와의 지연·학연·근무연 등을 따져서 끌어주고 보호해 준다. 모든 것을 자기중심적으로 생각한다. 높은 직위에 승진하면 자기와 인연이 있는 사람이나 과거에 자기를 도와주었던 사람들을 우선적으로 발탁하여 쓰고 승진시킨다. 그렇다보니 자기와 인연이 있거나, 과거에 자기에게 도움을 받았던 사람이 도와주지 않으면 원망이 몹시 크다.

소음인 동료는 모습이 단정하다. 자신의 약점이 남에게 노출되는 것을 무척 싫어한다. 여러 사람 속에 있어도 두드러지게 나타나지 않는다. 사람들과의 교제는 상대방의 사회적 지위나 빈부에 따라 차등을 두고 맺는다. 일반적으로 권력을 잡게 되면 자기 밑에 사람들에게 함부로 대하는 부류의 사람이다. 소음인 동료는 조그마한 일에도 경쟁심을 가지고 동료에게 양보하려 하지 않는다. 파벌을 만들기 좋아하고 사람을 골고루 사랑하지 않는다. 부하들에게 자기의 언행을 강요하기도 한다. 이러한 사실들을 알고 대하면 실망이나 실수를 덜할 수 있다. 평소에 별로 가깝게 지내지 않던 소음인 동료가 자신에게 괜히 친절하게 접근해 올 때는 무엇인가 이해가 있기 때문이라고 생각하면 틀림없다.

일반적으로 소음인 동료는 매너도 좋고 남을 드러내 놓고 비난하지도 않으며 겸손해 보인다. 그러나 내심 동료가 잘하는 것에 대해서는 마음속에 질투하는 마음이 크다는 사실을 알아야 한다. 소음인 동료에게는 겸손과 예의로써 대하는 것이 좋다. 그의 일에는 일체 간섭하지 말아야 한다. 소음인 동료는 쉽게 오해하며 한번 적대감을 품으면 좀처럼 마음을 풀지 않기 때문이다. 그가 도움을 청하기 전까지는 절대로 먼저 돕겠다고 나서지 말라. 그러나 도움을 청해 오면 기꺼이 도와주어라. 소음인 동료에게는 그의 강한 자존심과 인격을 존중해주는 것이 무엇보다 중요하기 때문이다.

소음인 동료는 밖에 일보다는 집안일을 중요시한다. 일은 전면에 나서서 하는 것 보다 뒤에 여럿 속에 섞여서 하는 것을 좋아한다. 사람들 앞에 나타나기를 싫어한다. 앞서 나가는 자의 책임감이나 분주함보다는 그저 쫓아가기만 하면 되는 안일함에 익숙해 있다. 그러다보니 내성적이며 소극적이다. 그렇게 안일함만을 탐하는 마음이 지나치게 되어 아예 사람들 앞에 나서는 것을 기피하게 되고 어색해하며 두려워한다. 그래서 소음인 동료는 여성스러움이 많아 보이고 폐쇄적으로 보이는 것이다. 반면에 생각이 치밀하고 꼼꼼하게 따져보는 이성적인 성격의 소유자라는 사실을 명심해야 한다.

소음인 동료는 마음이 넓고 모나지 않아 사람을 잘 위로하고 따르게 할 줄 안다. 사람이 능력 있는지 없는지를 잘 구별한다. 그는 이해에 밝아 능력이 있어 보이는 사람에게는 잘 대해 준다. 현재의 이해만을 따져서 사람들을 대하기 때문에 인간관계 형성이 원만하지 못하다. 경쟁 심리가 강하고 질투심이 커서 동료들로부터 소외나 모함을 잘 당하는 편이다. 그에게는 꾀를 부려 자신의 능력 이상으로 나타내고 싶어 하는 욕심이 내재해 있다. 그러한 욕심 때문에 실제 자신이 해야 할 일은 소홀히 하는 경향이 있다.

그에게는 일체 직장에서의 불만 같은 것을 크게 터뜨리는 것은 좋지 않다. 당장에는 별탈이 없을 것이다. 그러나 승진과 같은 문제로 자신과 직접적으로 이해관계가 얽히게 되거나 당신과 사이가 나빠졌을 때에 악용할 우려가 있기 때문이다. 소음인 동료는 이해타산이 밝아 내 일은 어디까지나 내 일이요, 네가 해야 할 일은 네가 스스로 알아서 하라는 식으로 업무의 한계를 명확하게 구분 지으려는 경향이 강하다. 서로의 업무 한계를 명확히 구분하고 그의 영역을 침범하지 않도록 주의하는 것이 현명한 처신이다.

소음인 동료는 손해를 보지 않겠다는 심리가 강하다. 항상 현실적인 이해에 따라 행동하는 편이다. 그러다보니 성격이 세심하고 소심하다. 사소한 일 가지고도 조바심하고 불안해하는 마음이 내재해 있다. 불안한 마음이 발작하면 잘 먹지도 못하고 소화가 되지 않아 답답해한다. 그는 옳고 그름을 가리는 것을 중요시한다. 그러면서도 자신의 잘못에 대해서는 그렇게 부끄러워하지 않는다. 남의 옳지 않은 것에 대해서도 그렇게 시비하려 하지 않는다. 자신의 잘못을 부끄러워하고 남의 옳지 않은 것을 시비하여 현실적으로 득이 없다는 생각이 마음 저변에 깔려있기 때문이다. 불필요한 손해를 볼 필요가 없다는 사고이다. 그래서 소음인 동료는 직장에서 동료나 상관의 옳지 않은 일에 절대로 먼저 반기를 들고 나서려 하지 않는다. 그러다보니 자신의 몸을 너무 사린다는 비난을 받기도 한다. 그러면서 항상 능력 이상의 지위를 부러워한다. 남에게 보답은 후하지 않으며 열심히 노력하는 사람들을 시샘한다. 소음인의 경우 신체로 직접 접촉하여 느끼는 미각이 발달하였듯이 소음인 동료가 현실적으로 이해타산에 밝은 것은 선천적인 체질적 특성인 것이다.

소음인 동료는 따뜻해 보인다. 깔끔하고 순해 보인다. 여성의 경우는 애교가 만점이다. 안에만 있으려하고 가능한 밖으로 나가려 하지 않는다. 자기의 현

위치나 상황을 지키려한다. 그래서 소음인 동료를 앞에 세워서 일을 도모하려 할 때는 신중하게 결정해야 한다. 결정적인 순간에 펑크를 낼 수도 있으니 말이다. 식사는 양이 적은 온·열성 식품과 더운 음식이 적합하다. 그래서 기름지지도 않으면서 양이 많지 않은 고단백 음식이 좋다. 이때 전제조건은 깨끗하며 정갈해야 한다는 것이다. 그래서 여럿이 어울려 떠드는 서민풍의 식당보다는 조용하고 무드가 있는 한식집이나 서양식 레스토랑에 가자고 제안하는 것이 좋다.

소음인 동료는 분별함에는 능하나 물어봄에는 능하지 못하다. 의문사항이나 궁금한 것이 있어도 물어보는 것을 주저하는 성격이다. 그가 관심 있는 것에 대해 알고 있는 것이 있으면 묻지를 않아도 친절하게 설명해 주면 가까이 하는데 도움이 될 것이다.

운동신경이 탁월한 반면 음이나 색감을 활용하는 예술적 감각이 상대적으로 부족하다. 그래서 그에게는 노래방이나 미술관 관람을 제안하는 것보다 운동경기의 응원이나 야외에서 운동하는 것을 제안하는 것이 좋다. 소음인 동료는 목욕이나 사우나를 길게 하지 못한다. 말은 침착하고 정중하다. 논리가 정연하여 감정이 앞서는 사람은 그와 논쟁을 피하는 것이 좋다. 그러나 여러 사람 앞에서는 말을 잘하지 못하는 편이다. 대화나 토론 중에는 자신의 주장이 틀렸어도 수긍하지 않고 고집하는 타입이다. 특히 자신의 이해에 반할 때는 절대로 인정하거나 양보하지 않으니 염두에 두어야 한다. 때로는 상대방의 약점이나 말의 실수를 물고 늘어지기도 하니 이에 말려들지 않도록 조심해야 한다.

소음인 동료는 품위가 있고 세련된 옷차림을 좋아한다. 미각이 예민하여 입맛이 까다롭다. 양보다는 맛을 중시하며 음식 투정이 많다. 자기중심적이다 보니 동료들과 식사하러 가서도 맘에 들지 않으면 음식투정을 부려서 동료들의 입맛마저 떨어뜨리게 한다. 그러려니 하는 것이 마음 편하다.

대체로 술을 좋아하며 즐기는 타입이다. 양이 많은 것보다는 양이 적은 독한 술을 좋아한다. 양이 적은 독한 술을 즐기다 보니 과음하기가 쉽다. 평소에 말이 없다가도 술이 들어가면 쉽게 흥분하기도 하고 말이 많아지는 편이다. 평소에는 잘 나서지 않던 사람이 용감하게 앞장서기도 한다. 그렇다보니 술을 많이 먹으면 실수를 잘하는 편이다. 이 점을 명심하여 소음인 동료와 술자리를 같이 하게 될 때는 절도를 지키는 것이 중요하다.

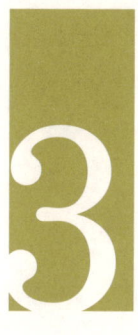

상관의 체질을 고려한 Followership
-상관의 체질별 특성과 그에 적합한 처세술-

조직에서 생활하는 사람이라면 누구나 자신의 상관과 원만한 인간관계 갖기를 원할 것이다. 상관과 트러블이 많아서 좋을 것은 없지 않은가? 조직 내에서 상관과의 원만한 관계를 유지하기 원한다면·먼저 그의 선천적으로 타고난 체질을 정확하게 식별한 후 그에 적합하게 처신한다면 실수가 없을 것이다. 아래에 각 체질별 상관으로서의 특성과 그에 대한 부하로서의 적합한 Followership을 정리하여 제시하였다.

가. 태양인

태양인 상관은 성격이 활달하고 정직하다. 자신의 일에 자신감이 있어 당당하게 보인다. 총명하고 능력이 뛰어난 반면 능력이 있는 부하에게는 직접 배우려고도 하기 때문에 고고하게 보이기도 한다. 계획보다는 자신의 순간적인 착상이나 판단에 의지하여 즉흥적으로 일을 추진하는 경향이 강하다. 중요한 일까지 부하들과 거의 상의하지 않고 지시 일변도로 일을 시키는 경우가 많다. 무엇보다도 부하직원들에게 창의력과 진취성을 발휘하도록 강조한다. 일을 원리원칙대로 하는 것을 싫어한다. 부하의 일에 일일이 간섭하지는 않지만 예상하지 못한 결과나 부정적인 결과에 대해서는 몹시 질책을 한다. 서류뭉치 같은 것을 내던지며 모욕적인 말을 하기도 한다. 부하의 능력이 부족하다고 판단이 되거나 하는 일이 마음에 들지 않을 때는 일을 빼앗아 자신이 직접 하기도 한다.

대체로 칭찬에 인색하다. 기분이 몹시 흡족할 경우에는 필요 이상의 칭찬을 하기도 한다. 그러나 칭찬보다는 질책과 독려가 훨씬 많은 편이다. 그러면서도 공을 부하직원들에게 돌리는 경우는 많지 않다.

부하를 평가함에 있어서는 인간성보다 능력을 중시한다. 능력 있는 부하에게는 관대하나, 능력이 부족한 부하에게는 인색한 편이다. 때로는 멸시까지 서슴지 않는다. 인간적이기 보다는 업무능력이 뛰어나야 태양인 상사의 관심을 끌 수 있다. 무엇보다도 능력을 돋보이려는 노력이 필요하다. 열심히 노력하여 관련 분야에 해박해야 한다. 뛰어난 창의력을 발휘할 필요가 있다. 이때 자신의 탁월한 능력은 은연중에 드러내 보여야하며 겸손한 자세를 잃지 말아야 한다. 노골적으로 자신의 능력을 과시하거나 뽐내는 태도는 결코 이롭지 못하다. 이는 자존심과 우월감이 강한 태양인 상관에게 도전하는 인상을 주어서 그의 기분을 상하게 할 수 있기 때문이다. 이와 같은 연유로 태양인 상관과 인간적으로 가까워지기는 어렵다.

태양인 상관은 선천적으로 속이는 것을 제일 싫어한다. 조금도 꾸미거나 과장하려 하지 말고 정직하게 대해야 한다. 사소한 것이라도 그가 속았다고 오해할 소지가 있을 때는 그가 묻기를 기다리지 말고 즉시 자초지종을 보고하여 그 오해를 풀어라. 부하로서 당연히 받아야 하는 예우나 장래에 자신을 끌어 줄 것이라는 기대는 아예 안하는 것이 좋다. 그러한 일들은 그에게 전혀 관심 밖의 대상이기 때문이다.

태양인 상관은 감정의 기복이 심하여 화도 잘 낸다. 일을 함에 있어서도 부하의 능력이 탁월하여 자신의 생각보다 앞서가는 것을 느끼게 되면 겉으로는 칭찬을 하면서도 속으로는 질시한다. 항상 그의 경쟁의식을 자극하지 않도록 경계하는 것이 좋다.

태양인 상관은 자신이 상당히 총명하며 똑똑하다고 생각한다. 자기가 판단하여 능력이 없다고 생각하는 부하들에게는 마음에 큰 상처가 될 수 있는 언행도 서슴지 않고 한다는 사실을 알고 그러한 일을 당했다고 해도 너무 노여워할 필요는 없다. 그의 판단이나 가치관이 모두 옳다고 할 수는 없지 않는가?

태양인 상관은 말을 잘해주고 때로는 격식을 따지지 않고 대해 주어 좋게 느껴지기도 한다. 사람들의 어질지 않은 것, 너그럽지 못한 것, 각박하며 인정머리가 없는 것에 대해 항상 마음속에서 시비하고 사람들의 좋고 나쁨을 구별하여 분류한다. 어질고 너그러운 면모와 여유롭고 인정 있는 태도를 견지할 필요가 있다. 그에게 그러한 인상을 주지 못했다면 그에게서 부정적 시각을 불식시키기 위해서는 인내심을 가지고 장시간 그렇지 않음을 행동으로 보여 주어야 할 것이다.

선천적으로 명리를 중요시하고 재물에 욕심이 없기 때문에 그에게는 자기가 하는 일에서 명분과 의리를 지키는 것이 중요하다. 명절이나 그의 생일에 분수에 넘친다고 판단되는 축의금이나 선물은 오히려 낭패를 당할 수도 있으니 조심해야 한다.

그와 대화를 할 때는 가능한 한 현실적인 이해나 부를 축적하는 방법 같은 주제들은 선택하지 않는 것이 좋다. 그가 관심을 가지고 있는 명리나 옳고 그름을 따지는 시비관련 주제를 가지고 하되, 나의 의견을 피력하는 것보다 그의 의견을 열심히 들어 주는 것이 호감을 사는 방법 중의 하나이다.

태양인 상관을 설득해야 할 일이 있을 때는 감정이나 이해의 득실을 가지고 하려고 하지 말라. 일관성 있는 논리를 가지고 명분을 정리하여 이성적으로 설득하는 것이 효과적이다. 이때 상대방의 주장에 논리가 서지 않는다면 절대로 면전에서 반박해서는 안 된다. 그의 강한 자존심에 불을 지르기 보다는 아예 대응하지 않고 자신의 논리만을 정성으로 전개하는 것이 바람직하다.

태양인 상관은 마음이 넓지 못하고 자기의 주장이 강하다. 인척이나 가까운 지인들과의 관계가 원만하지 못하다. 자신의 학식과 견문, 재주, 수학 능력, 슬기로움을 우쭐대는 경향이 강하다. 이는 타고난 성품이기 때문에 그런대로 인정하고 수용하는 편이 그를 이해하는데 도움이 된다. 태양인 상관은 항상 조급한 마음을 가지고 있다. 이 조급한 마음은 그가 무언가 정상 이상으로 지나치거나 무리를 할 때 나타난다. 그의 조급한 마음은 큰일을 그르칠 수도 있다. 그래서 때로는 조급한 마음이 무엇에서 연원하는지 그 원인을 파악하여 조심스럽게라도 조언하여 일을 그르치지 않도록 해야 한다.

태양인 상관은 마음속으로 어질음은 중요시한다. 항상 여유를 가지고 변함없는 예의로 정성을 다하여 대하라. 좋은 부하로 인정을 받게 될 것이다. 더욱이 자신의 뛰어난 능력과 총명함, 적극성을 보여주는 것도 태양인 상관의 호감을 얻는 좋은 방법 중의 하나이니 참고할만하다.

태양인 상관은 출세욕도 대단하다. 자신의 출세를 위해 부하의 뛰어난 능력을 자신의 능력인양 포장하여 활용하기도 한다. 이때는 손해 보았다고 생각하지 말고 적극적으로 도와주는 것이 좋다. 그러한 도움은 그의 의리를 유도할 수도 있다. 때로는 부하의 공까지도 대외적으로 자신의 공으로 홍보하며 충고나 조언을 아주 싫어하는 성격이다. 특별한 일이 아니면 부하로서 시정할 것을 건의하기 보다는 수용하는 것이 마음이 편하다.

태양인 상관은 일들을 벌려 놓고 어지간하면 물러섬이 없이 강력하게 밀고 나간다. 이 강력한 추진력은 본인의 판단으로 역량이 가능하다고 생각하기 때문이다. 부하의 입장에서 일을 추진하는 것이 능력이나 환경적으로 무리라고 판단된다면 그 이유를 논리적으로 정리하여 설득하도록 시도해 보아라. 때로는 효과를 볼 수도 있을 것이다.

태양인 상관은 선천적으로 하체가 약하다. 운동에 재능이 없어 흥미를 느끼지 못하고 좋아하지 않는다. 운동에 전혀 관심이 없다보니 운동을 잘하는 것에 대해서도 대수롭지 않게 생각한다. 그래서 인기 있는 운동경기나 선수 관련 주제는 그의 화제 밖 이야기들이다. 그 앞에서는 운동관련 이야기나 운동을 잘한다는 티는 아예 내지 않는 것이 좋다. 아무리 재능이 있다고 해도 그는 그것을 그렇게 높게 평가하지 않으며, 오히려 운동이나 할 줄 알지 무엇을 할 줄 알겠느냐고 속으로 깔볼 수도 있기 때문이다.

반면에 예능계통에는 재능이 있다. 예상외로 음악 감상이나 사진 찍기 등에 취미가 있을 수 있다. 그가 좋아하는 취미 활동을 파악하여 참여하거나 관심만 표명한다 해도 그로부터 인정을 받는데 크게 도움이 될 것이다. 그렇다보니 운동이나 운동선수들 관련 이야기보다는 오히려 과학이나 예술, 철학적 소재들이 그의 흥미를 유발시킬 수 있다. 음악회 관람을 제안하거나 회식

후에 노래방 가는 것을 제안하는 것도 호감을 유발하기에 좋다.

그는 사람에 대한 평가도 깊이 생각하지 않고 외모나 느낌으로 하는 편이다. 자기가 똑똑하다고 과신하기 때문이다. 그에게는 항상 단정하고 깔끔한 인상을 주는 것이 중요하다. 총명하고 적극적이며 매사에 자신감 있는 인상을 주는 것도 높은 점수를 받는 비결이 될 수 있다.

태양인 상관은 목욕을 즐기거나 오래하지 않는 편이다. 대화의 주제도 다양하다. 아이디어도 기발하고 말도 그럴듯하게 잘하는 편이다. 태양인 상관에게 어느 주제에 대해 의견을 피력해야 할 경우에는 논쟁으로 진전이 되지 않도록 조심할 필요가 있다. 그는 성격이 강하여 자신의 주장에 반하는 견해에 대해서는 강하게 거부하는 성향이 있기 때문이다. 때로는 봉변을 당할 수도 있으니 큰 이해관계가 없는 상황에서는 절대 논쟁을 피하는 것이 현명한 처사이다.

대체로 식성은 그리 까다롭지 않다. 고기보다는 야채를 좋아하며 따뜻하며 자극적인 음식보다는 서늘하고 담백한 음식을 좋아한다. 태양인 상관과 식사할 경우에는 이를 참고하면 도움이 될 것이다.

이와 같이 태양인 상관은 과단성 있는 지도자형이기도 하나 독재자형이다. 적극성·진취성·과단성은 있으나 독선적이고 계획성이 부족하며 치밀하지 못하다. 행동에 거침이 없으며 후회할 줄 모른다. 부하에게 체계적으로 자세하게 가르쳐 주지도 않고 완전한 결과를 요구한다. 하는 일이 마음먹은 대로 되지 않으면 부하에게 화부터 내기 때문에 근접하기가 쉽지 않다. 부하의 입장에서는 따르기가 쉽지 않은 상관 중의 한 사람이다.

사상의학과 처세술

나. 태음인

태음인 상관은 자신의 일에 충실하며 자기가 목표하는 것에 대한 성취욕이 강하다. 부하들이 각자 자신의 일에 대해 애착과 의욕, 책임감을 가지고 성실히 일해주길 원한다. 보스기질이 강하여 하향식 업무처리를 좋아한다. 자신이 한번 결정한 것은 잘 바꾸지 않는다. 자기가 지시한 것에 대해 부하들이 순종하기를 바란다. 자신의 지시에 부하가 거부감을 보이거나 지시이행에 자신 없는 태도를 보이면 무척 못마땅하게 생각한다. "하라면 할 것이지! 그만한 일도 못해?"하고 호통을 치는 스타일이다.

태음인 상관 앞에서는 무엇보다도 자신감이 넘치는 태도가 필요하다. 다소 어려워 보이는 일이라도 "알겠습니다. 제가 책임지고 해보겠습니다."하고 자신감을 보이는 것이 좋다. 이와 같은 자신감과 책임감의 표명만으로도 태음인 상관은 흡족히 생각하며 신뢰감을 가질 것이다. 태음인 상관에게는 그의 지시가 옳지 않거나 틀렸을지라도 지시하는 자리에서 거부감을 보이거나 반박하는 것은 좋지 않다. 이 점은 어느 체질의 상관에게도 마찬가지이겠지만 보스기질과 권위의식이 강한 태음인 상관은 부하가 보인 거부감을 자신에 대한 도전으로까지 생각할 수 있다. 태음인 상관은 선천적으로 자기주장과 고집이 센 까닭에 설령 자신의 지시가 잘못되었다는 것을 알고 있다고 하더라도 그 자리에서 당장 자신의 잘못을 인정하거나 지시 내용을 절대로 번복하지 않는다.

태음인 상관의 지시가 잘못되었다고 생각이 될 때에는 일단은 "알겠습니다. 최선을 다해보겠습니다."하고 물러난 후 조용한 시간에 다시 찾아가 차분하게 설득을 하는 것이 현명한 처신이다. 물론 그렇게 해도 태음인 상관은 당장 자신의 잘못을 인정하거나 지시내용을 번복하는 경우는 드물 것이다. 부하의 주장이 옳다고 생각되면 그 자리에서는 잠자코 있다가 시간이 어느 정도 지난 후 자신의 주장을 조용히 철회할 것이다.

태음인 상관은 부하가 자기를 도와 줄 수 있었는데 도와주지 않았다고 생각이 되면 무척 서운해 할 것이다. 그러한 경우에는 조용히 시간을 내어서 당시 상황을 설명하여 반드시 오해를 풀어야 한다. 태음인 상관은 자기가 목적한 바를 내색하지 않고 조용히 추진하여 성취하는 타입이다. 어쩔 수 없는 경우에는 부하에게 한 약속을 어길 수도 있으며 속일 수도 있다고 생각한다. 이를 알아 두어야 후에 있을 수도 있는 소용없는 원망을 피할 수 있다. 그는 자기가 좋아하는 일에 부하들도 같이 탐닉하길 원한다. 이때 부하들의 입장에서는 때로는 고언을 해야 하는 어려운 경우가 발생할 수도 있다. 물욕이 큰 편이라 명절이나 자신의 생일 같은 날에 내색은 하지 않는다 해도 선물이나 봉투를 은근히 바라는 타입이라는 것을 알아 둘 필요가 있다. 부하를 위해 손해 보는 일은 절대 하지 않는 유형의 사람이니 혹시나 하는 기대는 하지 않는 것이 좋다.

태음인 상관은 대체로 여유가 있고 너그러우며 고상하다. 잔소리를 별로 안하는 편이다. 사람을 부지런함과 게으름으로 판단한다. 게으르며 일은 안하고 요령이나 피우는 불성실한 부하를 몹시 싫어한다. 게으르며 불성실하게 보이지 않도록 항상 유의해야 한다. 태음인 상관은 부하가 일을 잘못했을 경우 무섭게 야단을 친다. 게으름이나 책임감 부족이 원인이었다면 더욱 호되게 나무란다. 장황한 훈계를 늘어놓을 때도 있다. 그러나 일단 야단이 끝나면 뒤끝은 별로 없고 야단친 부하에게 위로주를 사주며 기분을 풀어주는 아량도 있다.

태음인 상관에게는 맡은바 일에 대한 애착과 의욕, 책임감을 갖고 성실히 일하는 것이 호감을 얻을 수 있는 최선의 방책이다. 지각이나 결근은 하지 말

사상의학과 처세술

아야 한다. 게으름이나 요령 역시 피워서는 안 된다. 일을 함에 있어서는 항상 명리보다는 실리를 추구한다. 자기와 연(緣)이 있는 사람을 중용하는 인사관리를 해나간다. 이를 염두에 두어야 실망하지 않는다. 한국적 상황에서 자기 지역 사람을 중시하는 경향이 강하다.

태음인 상관은 자기 자신과 집안일을 무엇보다 우선시 한다. 재화를 모으는 데 관심이 크기 때문에 부하가 개인적으로 뇌물을 가지고 접근하면 원하는 바를 얻을 수 있는 타입이다. 낌새를 잘 알아차리니 그에게는 무엇인가를 숨기려 하지 말라! 사려가 깊은 편이나 때로는 현실성이 없는 것을 고집하여 주책없다는 말을 듣기도 한다. 대체로 게으른 편이다.

태음인 상관은 선천적으로 "조심하는 마음"이 있어 매사에 신중하다. 때로는 신중함이 지나쳐 지휘 결심을 하지 못하기 때문에 우유부단하다는 말을 듣기도 한다. 태음인 상관이 결심을 하지 못하고 망설일 때는 먼저 원인이 무엇인지를 파악한 후 자신감을 갖도록 설득하는 것이 우선이다. 태음인 상관은 현상을 타파하고 개혁하는 것보다는 현재에 안주하기를 좋아한다. 보수적인 성격의 소유자라 생각하면 된다.

그는 예의범절은 중요시한다. 항상 부하로서 예의에 어긋나는 일이 없도록 조심해야 한다. 자신의 성취에 대해 인정과 대우 받기를 좋아 한다. 입에 발린 말일지라도 자주 칭송을 해드리는 것도 부하로서 좋은 평가를 받을 수 있는 방법 중의 하나이다. 자기 것을 지키려는 마음이 강하니 태음인 상관의 사생활에 대해서는 접근하려 하지 않는 것이 좋다.

태음인 상관은 사람들을 움직여 대사를 도모하는데 뛰어나다. 부하들에 대한 배려보다는 자신이 계획하고 있는 일에 대한 성취를 우선시하는 편벽도 있다. 기상이 너그러워 보이고 느긋하다. 의젓하고 점잖다고 너무 그를 믿지는 마라! 천 길 물속은 알 수 있어도 한 길 사람 속을 알 수 없다고 하는 말에 해당하는 사람이다. 태음인 상관이 조용히 움직이지 않을 때는 믿는 바가 있기 때문이라고 생각하면 틀림없다.

태음인 상관은 호흡기 질환과 내분비 및 순환기 계통의 성인병에 약하다. 음식은 양기를 돋구어주고 경락의 소통을 원활하게 해주는 따뜻한 성질의 음식이 좋다. 태음인 상관에게 제대로 식사 대우를 받았다는 소리를 들으려면 기름진 고기류의 음식을 대접하는 것이 효과적이다. 태음인 상관은 야외에서 하는 운동이나 목욕, 사우나로 땀을 많이 흘리는 것을 좋아한다. 선천적으로 과묵한 성격이라 말을 많이 하는 것은 가볍게 보일 수도 있다. 자기는 부하들에게 항상 훈계를 잘하면서 부하로부터 조언 듣기는 아주 싫어한다. 조언은 하지 않는 것이 좋다.

태음인 상관은 선천적으로 밖에서 쟁취하는 것보다 가지고 있는 것부터 우선 지키려 한다. 명리보다는 실리를 먼저 챙긴다. 그래서 부하들에게 베푸는 일이 드물다. 부하들과 회식하고 나서도 계산에는 인색한 편이다. 태음인 상관에게는 먼저 성실하게 보이는 것이 중요하다. 평소 그가 주장하는 바를 성의를 다해 들어 주고 동의해 주는 것이 그에게서 인정을 받는 지름길이다. 그의 주장이 다소 조리가 없고 논리적이지 않아도 그의 얘기에 관심을 가지고 귀를 기울이는 태도를 견지하라. 그러면 그에게서 인정을 받을 수 있을 것이다. 이를 명심해야 한다.

다. 소양인

소양인 상관은 일반적으로 부하들에게 공평하다. 차등을 두지 않는다. 자기의 부하들 중 누군가가 사람을 업신여기는 것을 보게 되면 그를 마음속으로 아주 나쁘게 평가한다. 이를 명심해야 한다. 소양인 상관은 선천적으로 자신이 높은 공직에 있다고 해도 자신의 근친까지도 돌봐주지 못하는 성격이다. 그러나 의리를 중히 여기는 성품이라 명분을 만들어서 진심으로 부탁하면 도움을 받을 수도 있을 것이다. 하지만 아무런 능력이나 명분도 없이 인척이나 같은 부서에 근무한다는 이유만으로 도와 달라고 요청한다면 대답은 할지 몰라도 원하는 결과는 기대하지 않는 것이 좋다.

소양인 상관이 부서장으로 있는 조직은 대개 분위기가 화기애애하고 자유스럽다. 상·하간의 의견소통도 활발하다. 부하들의 의견이 채택되는 경우도 많다. 회의는 딱딱하고 형식적인 분위기보다는 자유로운 분위기에서 진행이 된다. 회식도 많고 커피 타임도 다른 부서에 비해 긴 편이다. 소양인 상관의 다정다감하고 자유분방한 성품 때문이다. 소양인 상관은 분위기가 아무리 자유롭다 해도 부하들이 틀림없이 맡은 바 책무를 완수하리라 생각한다. 자신이 자유로운 분위기에서 간섭을 받지 않을 때 열심히 일하는 성격이기 때문이다.

그래서 소양인 상관의 부하관리 방법을 방임으로 생각했다가는 반드시 낭패를 당하게 되어 있다. 점검이나 지적을 하지 않는다고 여유 부리며 일하려 해서는 절대로 안 된다. 상관이 다정다감하고 자유분방하다고 하여 그의 지시사항이나 해야 할 바를 가볍게 생각하거나 소홀히 해서도 안 된다. 한 두 번은 그대로 별일 없이 지나갈 수도 있을 것이다. 그러나 지적을 안 할뿐이지 그는 영리하여 마음속으로 알고 있다고 생각하면 틀림없다. 그러다가 그의 판단기준을 넘어서게 되면 그 다음은 해고 통지가 있음을 알아야 한다. 소양인은 선천적으로 신의에 대한 배신을 용납하지 못하는 성격이다. 자유 속에 책임을 바라는 그에게 부하들의 여유자적 일하는 태도나 사소한 일이라도 해야 할 바를 소홀히 하는 것은 부하들을 믿어 온 자신에 대한 배신이라고 느끼기 때문이다.

소양인 상관은 자신이 부하들을 신뢰했는데 부하들이 배신했다고 느끼게 되면 그 많던 이해심과 인정은 간 곳 없고 아주 냉혹한 사람으로 돌변한 것 같이 보인다. 부하들의 입장에서는 상관이 두 얼굴의 사람인 것처럼 느낄 수도 있을 것이다. 이런 상황이 되었다면 상황의 필연성이나 자기 방어적인 어설픈 변명은 하지 말아야 한다. 조금이라도 숨기는 것이 있어서도 안 된다. 거짓말을 했다가 탄로가 나면 문제가 더 크게 번질 수 있으며 그 여파는 더 오래갈 수 있다. 이는 변명과 거짓말을 아주 싫어하는 강직하면서도 정직한 소양인 상관의 성격 때문이다. 소양인 상관으로부터 꾸지람을 들을 때에는 잘못이 있다면 솔직히 시인하라. 그리고 용서를 비는 것이 최선의 방책이다. 아무리 큰 잘못을 했다고 해도 솔직히 시인하고 용서를 빌면 소양인 상관의 분노는 사라지고 곧 연민의 정으로 바뀌게 될 것이다.

반면에 소양인 상관은 자신의 부하에 대한 책임감이 강하다. 조직 내에서 자신의 상관으로부터 자기가 맡고 있는 부서의 업무 등에 대해 질책을 받게 될 경우 자신의 부하들에게 책임을 전가하거나 부하들에게 화풀이를 하지 않는 타입이다. 오히려 부하가 잘못한 것도 자기의 부하에 대한 관리 감독이 부족했기 때문이라고 반성한다. 조직 내에서 자신의 상관으로부터 질책을 받게 될 경우 부하들에게 책임을 전가하고 온 갖 욕설을 퍼 붓는 소음인 상관이나 분한 마음을 참지 못하고 부하들에게 화풀이를 하는 태음인 상관과는 아주 대조적인 모습이다.

소양인 상관은 치밀하지도, 계획적이지도 못하다. 일에 대한 원칙만 대충 정해주고 나머지는 부하들이 스스로 알아서 하도록 일임한다. 틀에 박힌 규정과 형식을 싫어하고 자유 속에 책임을 선호하는 탓이다. 다소 변덕스럽고 경박한 기질이 있다. 부하에게 스스로 알아서 하라고 일임해 놓고도 마음에 들지 않을 때는 하는 일에 간섭을 하거나 거리낌 없이 정정을 요구하기도 한다. 때로는 많은 사람들 앞에서 진행 중인 일에 사소한 잘못을 끄집어내어 부하를 꾸짖기도 한다. 또한 자신의 지시를 번복하기도 잘 한다. 일이 끝날 때까지 이러쿵저러쿵 간섭하지 않고 처음의 계획을 끝까지 밀고 나가는 태음인 상관과는 대조적이다.

소양인 상관을 둔 부하의 입장에서는 어이없는 기분이 들 때도 있고 화가 날 때도 있다. 그의 마음을 알아서 처리해야 하기 때문에 일하기가 어렵기도 하다. 그러나 그의 지시가 계획적이며 체계적이지 못하다고 해도 그가 기본적으로 바라는 몇 가지는 반드시 알고 일을 해야 뒤탈이 없다. 소양인 상관에게는 일을 하는 도중에 수시로 보고하고 그의 의견을 들어라. 그것이 부하의 입장에서는 일을 효과적이며 효율적으로 뒤탈이 없이 마칠 수 있는 최선의 방법이다. 결국 일을 하면서 책임은 상관에게 맡기는 격이다.

소양인 상관은 솔직담백하고 강인하다. 시원시원한 성격이다. 자기가 옳다고 생각하는 것에 대해서는 주장을 굽히려하지 않는다. 부하들에게 자기의 주장을 강요하기도 한다. 그러나 그의 주장이 옳지 않거나 틀릴 때는 무조건 수용해서는 안 된다. 옳지 않거나 틀린 이유를 분명한 논리나 근거를 가지고 설명하여 동의하지 않음을 피력해야 한다. 물론 그 자리에서는 꾸지람이나 질책을 들을 수도 있다. 그러나 소양인 상관은 마음속으로 손해를 감수하면서 직언하는 부하의 강직함에 높은 점수를 준다. 그러한 부하를 깊이 신뢰하는 편이다.

반대로 옳지 않거나 틀린 것을 알면서도 무조건 상관에게 동의하는 예스맨 부하에게는 그 자리에서는 만족하는 척 할 것이다. 그러나 마음속으로는 권력에 아부하는 수준 낮은 부하로 경시하게 된다. 소양인 상관의 마음을 움직여 원하는 바를 이루려 할 때는 이해를 가지고 설득해서는 효과가 별로 없다. 명리를 삶의 가치로 중시하는 소양인 상관은 분명한 명분과 의리를 동원

체질별 좋은 인간관계 형성방법

하여 설득해야 한다. 그렇게 하면 원하는 바를 이룰 수 있음을 참고한다면 좋은 결과를 기대할 수 있다.

소양인 상관은 외향적이며 적극적이다. 꼼꼼하게 확인해 보지도 않고 일들을 쉽게 착수하는 경향이 있다. 소양인 상관에게 일의 착수를 건의할 때는 세심하고 정확하게 검토하고 확신이 섰을 때 하는 것이 좋다. 그렇지 않으면 나중에 마무리 하면서 애를 먹을 수도 있다.

소양인 상관은 예절이 밝은 것을 좋아한다. 사람들을 지혜롭고 그렇지 않은 부류로 구분하는 경향이 강하다. 그 앞에서는 깍듯하게 예의를 지키는 것이 좋다. 그렇지 않으면 가정교육이 형편없이 자랐다고 경시를 당할 수도 있다. 물론 지혜로운 부류로 보이는 것도 중요하다. 소양인 상관은 집안일보다 조직의 일을 우선시하는 경향이 강하다. 부하가 조직에서의 책무보다 집안일을 중요시하는 것으로 비쳐질 때 그에게 결코 좋은 인상을 줄 수가 없다. 소양인 상관은 선천적으로 자신을 미화하고 과장하고 싶어 하는 허세와 가식이 있다. 이를 감안하고 대해야 실망을 적게 한다.

소양인 상관은 일을 쉽게 벌려 놓는 편이다. 일을 벌려 놓고는 책임감이 강하다보니 일을 마칠 때까지 마음속으로 일을 제대로 끝낼 수 있을까하고 우려하는 의구심을 늘 가지고 있다. 그래서 소양인 상관에게는 묻지 않더라도 주기적으로 진행 중인 일에 대해 진척사항을 보고해 주는 것이 좋다. 건망증이 있는 편이기 때문에 그의 중요한 지시사항이나 그에게 보고한 사항에 대해서는 육하원칙에 의거 기록해 두는 것이 좋다.

소양인 상관은 선천적으로 자신의 잘못에 대해서는 심히 부끄럽게 생각하고 남의 옳지 않은 것에 대해서는 강하게 배척한다. 상대방의 언행에 의리가 있는가에 따라 옳고 그름을 판단한다. 판단기준은 객관적이기 보다는 주관적이다. 한번 판단한 후에는 그 생각을 좀처럼 바꾸려하지 않는다. 그에게는

사상의학과 처세술

의리를 지키는 언행이 진정 신뢰를 얻는 첩경이다. 한번 의리 있는 부하라고 생각하면 끝까지 의리를 지켜 이끌어주는 타입이다. 특히 소양인 상관은 부하의 언행이 의롭지 못하다고 생각될 때는 부하이기 전에 한 인간으로서 강하게 배척한다. 이때는 사실대로 이실직고하고 용서를 비는 것이 제일 상책이다. 한번으로 안 되면 그의 다정다감한 마음이 작용하여 수용해 줄 때까지 몇 번이고 성의를 다하여 시도하는 것이 효과적이다. 소양인 상관은 천성적으로 실리보다는 명리를 중시한다. 명리를 버리고 실리를 추구하는 사람들을 천시하는 경향이 강하다. 명예심이 강하기 때문에 그의 명예심을 존중해 주면 좋아한다.

소양인 상관은 성격이 강인하고 책임감이 강하다. 꼼꼼하게 따지면서 이의를 제기하는 부하보다 순종하면서 대안을 제시하는 부하를 좋아한다. 자꾸 논리적으로 따지게 되면 자신이 그렇지 못하기 때문에 귀찮고 구차하게 생각하여 아주 싫어한다. 그러면 그렇고 아니면 아니지 무엇이 그렇게 이유가 많으냐는 식이다. 소양인 상관이 무슨 일을 시작하려 하는데 이의가 있거나 시정할 필요가 있을 때는 자신의 의견을 논리적으로 분명하게 피력하는 것이 좋다. 그는 자신의 생각이나 판단이 잘못되었다고 인식하게 되면 시정하는 것을 조금도 부끄럽게 생각하지 않는다.

소양인 상관은 명예욕이 강한 반면 재화에 대한 욕심이 별로 없다. 수단과 방법을 가리지 않고 출세를 하려는 사고나 돈을 벌겠다는 사고는 아주 천박하게 생각한다. 그러한 그의 생각은 신념 이상이다. 소양인 상관에게 천박한 생각을 하는 사람이라는 인상을 무의식중에라도 주지 않도록 신경을 쓰는 것이 좋다.

소양인 상관은 운동에 재주가 없다보니 흥미를 느끼지 못해 관심이 없는 편이다. 그 앞에서는 운동 잘하는 것을 과시하거나 좋아하는 티를 너무 내지 않는 것이 좋다. 일은 하지 않고 운동만 했나 하고 보일 수 있다. 아니면 운동이나 하느라고 언제 일하는 것을 배웠겠나 하고 생각될 수도 있다. 그에게는 그렇게 운동할 시간이 있으면 책이라도 한 페이지 더 읽는 것이 낫다는 생각이 강하게 잠재해 있다. 부하의 입장에서는 참고할 필요가 있다. 소양인 상관은 음이나 색감을 활용하는 예술적 감각이 있는 편이다. 야외 운동이나 경기 관람보다는 취미활동을 선호한다. 그는 재물에 욕심이 없기 때문에 분수에 넘치는 선물이나 봉투는 효과가 신통치 않을 것이다. 어쩌면 역효과를 낼 수도 있다.

소양인 상관은 천성적으로 궁금하거나 의문이 있을 때는 부하에게라도 주저하지 않고 물어보는 성격이다. 반면에 매사를 분별함에 있어서는 확실한 논리나 근거보다는 자신의 평소 견해나 선입관으로 결론을 내 버린다. 일단 결론을 낸 후에는 그 생각이 옳다고 주장하는 타입이다. 소양인 상관이 옳지 않거나 틀린 사실을 진실인양 우길 때는 그 자리에서 시정하려 따지지 말라. 한발 물러나 시간이 지난 후 이의를 제기하면 생각보다 쉽게 시정할 수도 있을 것이다.

소양인 상관은 목욕을 샤워 위주로 간단하게 한다. 사우나나 찜질방은 좋아하지 않는다. 이점을 고려하여 그와 같이 목욕 갔을 때는 가능한 빨리 목욕을 마치는 것이 좋다. 상관은 7분 만에 목욕을 끝내고 옷을 입고 기다리는데 부하는 아직도 목욕탕에서 30분 이상 목욕을 즐기고 있다면 그는 무슨 생각을 하게 될까?

소양인 상관은 말이 많은 편이며 말참견도 잘한다. 말이 많다보면 실수는 있게 마련이다. 무의식중에 부하의 자존심을 건드리는 말도 곧 잘 한다. 시비에 대한 논쟁이나 비판을 좋아하는데, 말하면서 흥분도 잘 한다. 장황하게 떠 벌리다보니 때로는 주제를 잃어버리기도 한다. 대화나 토론 중에는 자기의 주장만을 열심히 표명하는 타입이다. 남의 의견이나 주장에 대해서는 별로 관심을 표명하지 않아 다른 사람들로부터 환영을 받지 못하는 편이다. 소양인 상관과 대화를 할 때는 그가 들으려 하지 않는 한 자신의 의견이나 주장을 말하려 하지 말라. 그저 그의 말하는 것에 관심을 가지고 열심히 들어주기만 하면 그는 만족해 할 것이다. 가능한 시비에 대한 논쟁이나 비판에는 끼어들지 않는 것이 좋다. 잘못하면 그와 상충되는 의견으로 오해만 불러일으킬 수 있다. 그렇지 않다고 해도 불필요한 논쟁에 휘말릴 수도 있다.

소양인 상관에게는 꼭 알려야 할 사항이 아니라면 제 3자가 알게 되면 별로 득이 되지 않는 것들은 말하지 않는 것이 좋다. 어떠한 내용의 이야기든지 듣고 소양인 상관은 쉽게 공감을 해줄 것이다. 조언은 물론 필요한 경우에는 위로도 아끼지 않을 것이다. 그러나 그의 고의는 아닐지라도 성격상 제 3자와 이야기를 하는 중에 무심코 부하로부터 들은 이야기를 인용하여 그 내용이 퍼져 나갈 수도 있다. 소양인 상관은 당신이 없는 자리에서 당신이 그와 달리 가지고 있는 생각이나 인식에 대해서는 비난도 할 수 있다는 사실을 명심하라.

소양인 상관은 이해를 너무 세밀하게 따지는 것을 질색한다. 잘못하고도 반성하는 기색 없이 뻔뻔스러운 것을 몹시 싫어한다. 힘들어 할 때 모른척하는 것을 몹시 섭섭해 한다. 배신감을 느꼈을 때는 절대 용서하려 하지 않는다.

소양인 상관은 옷차림이 개성적이고 대담하다. 허세를 좋아하는 그에게 가벼운 관심정도의 칭찬이나 찬사는 그에게 좋은 인상을 심어 주는데 효과가 있을 것이다. 차고 담백한 음식을 좋아 한다. 입맛이 까다롭지 않고 격식을 좋아 하지 않는다. 여럿이서 서민적인 음식을 푸짐하게 차려 놓고 시끌벅적 먹는 것을 좋아하는 타입이다. 열성체질이라 더운 음식은 좋아하지 않는다. 소양인 상관에게 식사를 제안할 때는 돼지고기나 한식, 일식이 좋다. 술은 도수가 높은 것보다는 맥주와 같이 도수가 낮고 용량이 많으며 시원한 것을 좋아한다. 과음했을 때는 대체로 물을 많이 마신다. 술이 깨는 단계에서는 몸이 술을 받지 않는 체질이라 2차를 제안하는 것보다는 그대로 마치고 집에 가자고 하면 좋아할 것이다.

라. 소음인

소음인 상관은 이해에 밝아서 현실적인 이해의 정도에 따라서 부하들과의 인간관계도 형성하려 한다. 부하들에게까지도 자기와의 이해관계를 따져서 차등을 두고 대하려 한다는 말이다. 부하일지라도 자기에게 도움이 될 수 있다고 생각되면 잘 대해주는 경향이 강하다. 평점도 좋게 주고 승진의 기회도 우선적으로 준다. 반대의 경우에는 상상 이외로 함부로 대하는 편이다. 사람들 사이에 이해에 따라 이끌어 주고 보호해 주는 것을 당연시한다. 승진이나 포상의 기회를 줄 때도 능력보다는 자기와의 지연·학연·근무연 등이 주요 고려요소가 된다. 모든 것을 자기중심적으로 생각한다. 높은 직위에 승진해서도 과거에 자기와 인연이 있는 사람이나 자기를 도와주었던 사람을 우선적으로 발탁하고 승진시키는데 망설이지 않는다. 부하 중에 과거에 자기에게 도움을 줄 수 있는 위치에 있었던 사람이 자신을 도와주지 않았다고 생각한다면 사적으로 앙갚음을 할 정도이다.

소음인 상관은 모습이 단정하고 고상하다. 직장에서 매너도 좋다. 제 3자에게는 부하들을 잘 배려하는 신사같이 보이기도 한다. 그러나 성품이 부정적으로 형성된 경우에는 전혀 그렇지가 않다. 그의 부하가 되어 보면 전혀 그렇지 않음을 알게 될 것이다. 성품이 부정적으로 형성된 경우에는 평소 상하관계가 아닐 때는 아주 자상하고 멋있는 신사같이 보였다고 해도 직속상관이 되어서는 전혀 다른 면을 보게 될 것이다. 직속 부하들에게 얼마나 함부로 대하는지를 알게 될 것이다. 부하의 능력이 탁월할 때는 잘하는 공로가 부하에게 돌아 갈까봐 마음속으로 부하를 질시까지 할 정도이다. 사람들과는 상대방의 사회적 지위나 빈부차이에 따라 차등을 두고 교제할 것이다. 승진을 앞두고 동료들과 경쟁 중에 있는 부하들에게는 스스럼없이 그 약점을 악용하기도 할 것이다.

그는 조그마한 일에도 경쟁을 하려는 마음이 강한 것이 특징이다. 자기 부서가 경쟁 상대부서와 경쟁에서 졌을 경우 참지 못하는 성격이다. 그의 부하들은 경쟁에서 진 값을 톡톡하게 지불해야 할 것이다. 소음인 상관은 일반적으로 사람들 사이에서 편 가르기를 잘한다. 부하들을 편애하고 이해가 별로 없는 부하들에게는 함부로 대한다. 평소에 자기에게 함부로 하던 소음인 상관이 이상할 정도로 잘 대해 준다면 무엇인가 그 사람을 위해 할 일이 있다고 생각하면 틀림없다.

소음인 상관은 부하들에게 자신의 약점이 노출되는 것을 무척 싫어한다. 그가 자신의 약점이라고 생각할 수도 있는 신상문제들이나 과거의 추억들에 대해서는 모른척하는 것이 최선이다. 그는 지나치게 자기중심적이라 그의 사생활 역시 알려 하지 않는 것이 좋다. 그가 잘 대해준다고 가까운 척 다른 사람들에게 과시하는 것도 좋지 않다. 그는 부하들이 자기의 고유영역을 침범했다고 느낄 때는 절대 용납하려 하지 않을 것이다. 소음인 상관은 모시기가 제일 어려운 편이다. 속상하다고 자신의 상관인 그의 단점들을 다른 사람들에게 털어 놓기도 쉽지 않고, 탁월한 능력이 있다고 해도 그의 앞에서는 드러내지 말아야 하니 얼마나 힘들겠는가?

소음인 상관은 앞에 나서는 것을 좋아하지 않는다. 때로는 부하들이 자기 대신 나서서 일해주기를 바란다. 성격은 내성적이고 소극적이다. 그러나 생각

체질별 좋은 인간관계 형성방법

이 치밀하고 꼼꼼하게 따져보는 이성적인 성격의 소유자라는 사실을 알아야한다. 소음인 상관은 어떤 일이든 시작하기 전에 세밀하게 따져보고 구체적으로 계획을 수립한 후 시작한다. 그런 다음 수립한 계획대로 일을 추진하려고 고집한다. 그의 계획은 타당성이 있고 빈틈없는 경우가 많다. 그러나 융통성이 없어 상황변화에 대한 대응력이 부족한 것이 흠이다.

또한 그는 부하들이 자신이 지시한 것에 대해 그대로 따라 주기만을 원한다. 이 점은 태음인 상관보다 훨씬 강하다. 부하가 그의 지시한 바를 나름대로 수정하여 이행함으로써 더 좋은 결과가 나왔다고 해도 그는 절대로 탐탁하게 여기지 않을 것이다. 오히려 자신의 지시대로 따르지 않은 것을 나무랄 것이다. 그 원인은 근본적으로 소음인이 선천적으로 권세를 좋아하는데서 찾을 수 있다. 그는 자기 지시를 부하가 수정하여 이행했거나 이행하지 않았다면 그 결과의 좋고 나쁨을 따지기 전에 부하에 의해 먼저 자기의 권한 행사가 손상을 입었다고 생각한다. 무엇보다도 자신의 권한행사에 부하의 도전을 용납하지 않는 것이 그의 성격임을 명심해야 한다.

소음인 상관은 천성이 모나지 않고 평탄하다. 부하들을 친근감 있게 잘 위로하고 따르게 할 줄도 안다. 부하가 능력이 있고 없고를 잘 구분한다. 부하가 자신에게 도움이 되는 능력이 있어 보이면 잘 대해 주기도 한다. 반면에 경쟁 심리가 강하여 자신의 동료들과 인간관계가 원만하지 못하다. 그 결과 부하들만 중간에서 어려운 경우를 종종 당하게 된다. 소음인 상관을 둔 부하의 입장에서는 어쩔 수 없이 겪어야 하는 고충이다. 소음인 상관은 수를 쓰고 꾀를 부려서 자신의 능력 이상을 얻고자하는 욕심을 가지고 있다. 그러한 욕심을 채우기 위한 술수에 관심이 있어 실제 자신이 해야 할 일 처리는 소홀히 하는 경향이 있다. 이는 자신이 직책상 해야 할 일에는 관심이 없고 오로지 자신에게 이득이 되는 일에만 총력을 기울인다는 말이다. 소음인 상관에게는 그가 직접 나서서 해결해야 하는 애로사항이나 시정사항에 대한 건의는 하지 않는 것이 좋다. 그는 자신과의 이해를 먼저 따져 본 후 부하나 부서 발전을 위해 자신에게 조금이라도 손해가 될지도 모르는 일을 감수할 사람이 아니다. 그에게는 직장에서의 불만이나 자기의 속내를 드러내는 일은 삼가야 한다. 그 자리에서는 웃고 넘어갈 수 있어도 소음인 상관의 입장에서 자신과 이해득실에 관련 있는 내용일 때는 악용할 우려가 항상 있기 때문이다.

소음인 상관의 지시는 가급적 지시대로 군말 없이 따르는 것이 좋다. 일하는 도중에도 진행상황을 수시로 보고하고 점검을 요청할 필요도 있다. 그래야 뒤탈이 없다. 만일 지시에 대한 변경을 원할 때에는 확실한 근거를 제시하며 논리적으로 설득해야 한다. 주먹구구식의 설명은 절대로 통하지 않는다. 대체로 잔소리와 간섭이 많은 편이다. 그래서 소음인 상관을 둔 부하들은 피곤하고 짜증이 날 때가 많다. 그러나 소음인 상관이 잔소리나 간섭을 할 때는 다행으로 생각해야 한다. 자신에게 관심이 있어 애정을 가지고 지도해 준다고 생각하면 된다. 그러다가 잔소리나 간섭을 일절하지 않고 외면할 때가 있는데 이때가 무서울 때이다. 그가 자신을 아예 부하의 한 사람으로서 생각하지 않고 제쳐 놓았음을 의미하기 때문이다. 이처럼 소음인 상관에게는 말없는 가운데 매몰찬 구석이 있다. 따라서 소음인 상관이 잔소리나 간섭을 할 때 오히려 그의 관심에 감사드리는 마음을 가지도록 노력해 볼만도 하다.

소음인 상관이 야단칠 때는 십 분이든 한 시간이든 잠자코 듣고만 있는 것이 상책이다. 스스로 지쳐서 그만 둘 때까지 묵묵히 기다려야 한다. 특히 다른 사람들이 보는 앞에서는 그의 질책에 대해 절대로 반박해서는 안 된다. 자기 권한행사는 절대적이며 부하는 자기의 지시에 따라야만 된다고 생각하는 소음인을 더욱 자극하는 결과만 초래할수도 있기 때문이다. 자칫하다간 그에게 앙심마저 품게 할 수 있으니 조심해야 한다. 자신의 주장을 소음인 상관에게 피력하고자 할 때는 먼저 상관의 꾸지람이나 주장에 수긍하는 태도를 보여라. 이의를 제기하지 않고 열심히 듣는다. 그런 후 그가 제 풀에 누그러지게 되면 조용한 어조로 논리 정연하게 설명하게 되면 효과를 볼 수 있을 것이다.

소음인 상관은 손해를 보지 않으려는 마음이 강하다. 항상 마음속으로 현실적인 손익을 계산해 보는 습성이 있다. 손해를 보지 않겠다는 마음이 강하다 보니 성격이 세심하다 못해 소심한 편이다. 별 것 아닌 것 가지고도 조바심하고 불안해한다. 때로는 부하들을 달달 볶기도 한다. 그는 옳고 그름은 잘 안다. 그러나 자기 잘못에 대해서는 그렇게 부끄럽게 생각하지 않는다. 남의 옳지 않은 것에 대해서도 그렇게 시비하려 하지 않는다. 나의 잘못을 부끄러워하고 남의 옳지 않은 것을 시비한다고 자신에게 득이 될 것이 없다는 생각 때문이다. 소음인 상관이 직장에서 부하나 동료, 상관의 옳지 않은 일에 반기를 들고 나서려 할 때는 조심할 필요가 있다. 공적인 대의나 명분보다는 그의 개인적인 이해타산이 저변에 있을 수 있기 때문이다.

소음인 상관은 항상 능력 이상의 지위를 원하는 경향이 강하다. 반면에 밑에 사람에게 대우는 박절하다. 자신은 하지 않으면서 열심히 노력하는 동료들을 시샘한다. 신체적으로 접촉하여 맛을 변별하듯 어떤 일에 대해 막연한 추측이나 예측보다는 자신이 직접 보고 확인한 후에나 확신하고 신뢰하는 경향이 강하다. 그래서 항상 현실적인 이해를 따지는 습성이 있는 것이다. 소음인 상관을 이해하는데 참고할만한 사항들이다.

소음인 상관은 따뜻하고 깔끔하며 순해 보인다. 내부에 안주하려 하고 가능한 외부에 노출되는 것을 원하지 않는다. 일은 앞에 나서서 적극적으로 헤쳐 나가기보다는 뒤에서 나타나지 않고 조용히 쫓아하는 것을 원한다. 그에게는 적극적으로 앞에 나서서 일할 것을 권하는 것 보다 그가 하는 대로 조용히 쫓아가는 것이 최선이다. 소음인 상관은 분별하는 능력을 탁월하나 의문

사상의학과 처세술

이나 궁금한 사항을 물어보는 능력을 신통하지 않다. 의문이나 궁금한 것이 있으면 부하들이 대신 물어주기를 은근히 바란다. 그가 의문을 갖고 있거나 궁금해 하는 사항들을 자세하고 세밀하게 조사하여 수시로 보고해 주는 것도 좋은 평가를 받는데 큰 도움이 될 것이다.

소음인 상관에게는 상체 부위를 발달시키는 운동이 좋다. 소음인 상관은 구기나 투기와 같은 운동에는 재주가 있으나 음이나 색감에 대한 감각이 상대적으로 부족한 편이다. 그에게는 음악회에나 미술관 관람을 제안하는 것보다는 운동 구경이나 야외에서 운동을 하자고 제안하는 것이 좋다. 목욕이나 사우나는 길게 하는 것을 좋아하지 않는다. 간단하게 마치는 편이 좋다. 말은 논리 정연하나 별로 재미가 없고 아집이 배어 있다. 듣는 사람들이 좋아하지 않는다. 대화나 토론 중에는 자신의 주장이 틀렸다고 밝혀져도 수긍하지 않는 타입이다. 자신의 이해에 반할 때는 더욱 그렇다. 부하들과 논쟁 중에 자신이 밀리게 되면 야비하게 부하의 약점이나 말의 실수를 물고 늘어지기도 한다. 소음인 상관과는 공적인 대화나 토론을 통해서 그를 절대 설득하려 하지 말라. 설득은커녕 마음에 상처만 크게 받게 될 것이다.

소음인 상관은 품위가 있고 고상한 옷차림을 좋아한다. 입맛이 까다로워 음식 투정이 심하다. 입이 짧아 대식가를 비웃기도 한다. 깨끗하게 잘 차려진 음식상을 좋아하며 양보다는 맛을 중시한다. 자기중심적인 성격 탓에 때로는 부하들에게 자기의 음식 습관을 강요하기도 한다. 부하들과 식사하러 가서도 맘에 들지 않으면 식당주인을 불러 음식투정을 하여 부하들의 입맛마저 떨어뜨리기도 한다. 온·열성식품과 더운 음식이 맞는다. 소음인 상관에게는 깨끗하고 무드가 있는 음식점에 가자고 제안하는 것이 좋다. 기름지지 않고 정갈한 온성이나 열성의 고단백 음식이 좋다.

소음인 상관은 대체로 술을 즐기는 타입이다. 양이 적은 독한 술을 좋아 한다. 시간을 두고 즐기다 보니 과음하기가 쉽다. 누구나 과음하게 되면 실수는 하게 되는 법! 평소에는 부하를 배려하는 마음에 참아 하지 못했던 말들도 술자리가 무르익다보면 하게 되어 있다. 부하들에게 함부로 대하는 언행이 나올 수도 있다. 평소 나서기를 싫어하고 자기의 의견을 잘 표현하지 않는 모나지 않은 성격의 소음인 상관은 더욱 그러하다. 이때는 순종하는 태도를 보이되 가능한 자리를 빨리 끝내도록 유도하는 것이 최선의 방책이다. 이는 반드시 알아 두어야 할 내용이다.

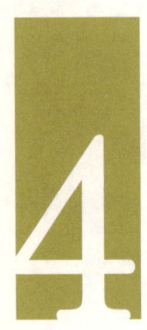

4 부하의 체질을 고려한 리더십
-부하의 체질별 특성과 그에 적합한 리더십-

"사람을 지배할 줄 아는 자만이 천하를 지배할 수 있다."고 한다. 이는 모든 일에 대한 성패의 가장 큰 열쇠는 "사람을 얼마만큼 잘 다룰 줄 아느냐?"에 달려 있다는 뜻으로 해석할 수 있다. 현대 사회에서 훌륭한 리더십에 의한 부하관리가 성공의 전제조건이라는 데는 누구도 이의를 제기하지 않을 것이다. 가정에서건 사회조직 내에서건 사람은 누구나 종속되기도 하지만, 이와는 반대로 다른 사람을 지배하는 입장이 되기도 한다. 아랫사람의 입장이 되기도 하고, 윗사람의 입장이 되기도 하면서 살아가는 것이 사람들의 삶인 것이다. 그런데 아랫사람의 위치에 있을 때에는 별문제 없이 잘하던 사람이 윗사람의 위치에 올라가서 잘못하는 경우를 종종 볼 수 있다. 부하관리에 실패하는 것이다. 반면에 그 반대의 경우도 많이 볼 수 있다. 그렇다면 어떻게 해야만 성공의 전제조건인 부하관리를 제대로 할 수 있을까?

부하관리에 있어 가장 중요한 것은 인덕(仁德)을 바탕으로 관리하는 것이다. 결코 권위의식을 내세워서는 안 된다. 먼저 마음속으로 부하의 인간적 존재를 인정한다. 그가 가지고 있는 능력을 객관적으로 평가한다. 장점이 무엇인지 찾으려 노력한다. 나보다 장점이 많다고 인정하게 되면 더욱 좋다. 인간의 역사는 계속 발전해 왔지 않은가?

부하라는 이유만으로 인격까지도 무시하는 태도는 버려라! 부하라는 이유만으로 그 능력마저 폄하하는 우를 범해서는 안 된다. 그의 인간성이 밉다고 함부로 대하는 편견은 결코 윗사람으로서 올바른 태도라 할 수 없다. "여자는 저를 알아주는 사내를 위해 얼굴을 다듬고, 선비는 저를 알아주는 이를 위해 목숨을 내놓는다."는 옛말이 있지 않은가! 부하를 인정해 주는 상관은 반드시 부하로부터 존경을 받게 되어 있다. 그렇게 되면 부하관리는 자연히 쉬워진다.

물론 부하들의 환심을 사야하며 무능력까지도 인정하라는 뜻은 결코 아니다. 부하의 인격은 당연히 존중해 주되 업무에 관한 평가는 공정하고도 명확히 가려야 한다는 말이다. 잘한 일에는 칭찬을 아끼지 말고 잘못한 일에는 준엄하게 질책도 해라! 상관은 부하의 불만이나 고민에 귀를 기울일 줄도 알아야 한다. 부하의 기쁨과 슬픔을 함께 나눌 줄도 알아야 한다. 부하의 잘못을 너그러이 용서할 줄도 알아야 한다. 부하의 앞에서는 자신의 개인적인 감정을 억제할 수도 있어야 한다. 그들 간의 갈등을 원만하게 해결해 줄 수도 있어야 한다. 맡은 바 일에 대한 의욕과 용기를 심어 줄 수도 있어야 한다.

"환자의 체질에 따라 약을 달리 쓰는 사상의학의 기본원리"에 입각하여 먼저 체질별 부하로서의 특성을 설명하고 그에 적절한 부하관리 방법을 아래에 제시하였다. 획일적인 부하관리보다는 그들의 체질에 따라 관리를 할 때 효과적임을 체험할 수 있을 것이다.

가. 태양인

태양인 부하는 가장 다루기 힘든 부하 중의 하나이다. 자신의 총명함에 대한 우월감과 자존심이 강하다. 동료들과 잘 화합하지도 못한다. 여럿이 협력하여 일을 잘 이루지도 못한다. 마음에 들지 않으면 화도 잘 낸다. 자기의 가치관이나 생각과 맞지 않는 상관의 지시에 대해서는 공공연히 반발하기도 한다. 때로는 상관의 존재마저 무시하기도 한다. 능력도 없으면서 "상관이면 다야?"하는 식의 태도를 노골적으로 드러내기도 한다. 그러다 보니 그에게 무능하게 보인 상관의 눈에는 그야말로 눈에 가시 같은 존재로 보여 질 수도 있다. 그런 경우에 야단과 회유는 그에게 별 효과가 없다. 야단을 치면 더욱 거세게 반발할 뿐이다. 마치 "미운 오리새끼" 같다. "어쩌다 저런 자가 내 부하로 … ." 하며 한숨이 나올 정도다.

반면에 머리가 명석하고 업무능력이 탁월하다 보니 한없이 미운 생각이 들다가도 그가 해 놓은 일을 보면 그런 생각이 쑥 들어가기도 한다. 목표를 향해 무섭게 돌진하고 만사를 제쳐놓고 일에만 몰두하는 것을 보고는 필요한 존재라고 느끼기도 한다.

태양인 부하는 원래 속이는 것을 제일 싫어한다. 사소한 것이라도 속이려 해서는 안 된다. 솔직하게 대해야 한다. 상관으로 대우를 받고 싶으면 가식적이거나 거드름을 피우지도 말아야 한다. 과장이나 허세를 부려서도 안 된다. 정직하게 대하는 것이 최선의 방법이다. 그에게 너는 부하이니까 상관인 나에게 잘 보여야 한다는 식의 유도는 그에게 혐오감만 줄뿐이다. 그는 자신이 자부하고 있는 능력만 있으면 얼마든지 출세를 할 수 있다고 생각하기 때문이다. 그는 무슨 일을 해도 동료들과 경쟁의식을 가지고 한다. 부하들 간에 경쟁이 지나쳐 서로 질시하는 단계까지 가지 않도록 상관으로서 신경을 써서 관리해야 한다. 그에게는 상관인 자신도 그가 생각하는 것 이상으로 능력이 있음을 은근히 과시할 필요가 있다. 그것이 자신은 총명하다고 자부하는 그의 마음속에 때로는 오만함을 자제하게 하는 방법이 될 수 있기 때문이다. 태양인 부하는 활달하다. 때로는 격식을 따지지 않고 거침없이 말도 잘한다. 좀 무례한 것 같으면서도 번득 번득 빛나는 예리함은 좋은 인상을 주기도 한다. 그는 사람들의 예의범절보다는 어진 언행을 기준하여 그 사람의 좋고 나쁨을 평가한다. 그리고 나쁘다고 판단이 되면 몹시 배척하는 타입이다. 그에게는 그의 태도와 상관없이 상관의 위치에서 자애롭고 너그러운 어진 마음으로 감쌀 줄 아는 상관다운 태도를 견지하는 것이 최선의 방책이다. 그가 아무리 뛰어난 능력과 실력이 있다고 해도 그러한 상관을 거역하지는 못할 것 아닌가?

태양인 부하는 학연이나 지연 등 인맥을 중시하는 인사관리, 정당하지 못한 공금 유용, 공적인 업무 이외의 일을 부하들에게 시키는 것 등을 제일 혐오한다. 혹시나 그에게 그러한 일을 하는 상관으로 인식이 되었다면 당신은 아주 무능한 사람으로 각인되었다고 생각하면 틀림없다. 그러한 부정적 시각을 불식시키기 위해서는 서두르지 말고 기회가 있을 때 그렇지 않음을 행동으로 보여 주면 된다. 태양인 부하는 이해타산이 난무하고 뇌물의 유혹이 있을 수밖에 없는 일을 시키면 별 탈 없이 잘 처리할 것이다. 명예를 중요시하고 재물에 욕심이 없기 때문이다.

태양인 부하가 비논리적인 주장을 고집할 때는 절대로 윽박질러서 설득하려고 하지 말라. 강한 반발에 직면하게 될 것이다. 그에게는 상관의 위세나 이해의 득실보다는 분명한 명분과 근거를 가지고 논리적으로 접근하는 것이 좋다. 그의 강한 자존심을 크게 상하게 하지 않는 범위에서 사실에 근거하여 설득하면 분명히 효과를 거둘 수 있을 것이다.

태양인 부하는 마음이 좁고 자기의 주장이 강하여 인척이나 지인들과의 관계가 그렇게 부드럽지 못하다. 때로는 상관 앞에서도 자신의 능력과 똑똑함을 과시하기도 한다. 그러한 것들은 그가 타고난 성품이라고 마음속으로 인정하고 수용하라. 그러면 그를 포용할 수 있을 것이다. 한술 더 떠서 그의 잘한 것에 대해서는 진심으로 칭찬해주는 것도 그를 내 사람으로 만드는 방법 중의 하나이다. 태양인 부하는 항상 조급한 마음을 가지고 있다. 이 조급한 마음이 일게 되면 하는 일을 그르칠 수도 있다. 그가 조급해 할 때는 무언가 그에게 문제가 있다고 보고 원인을 파악하여 반드시 시정해 주어야 한다.

태양인 부하에게는 일을 분명하고 명확하게 지시했다면 일을 하는 과정에서 충고나 조언 등은 하지 않는 것이 좋다. 간섭을 좋아하지 않는 그에게 상관의 충고나 조언은 간섭으로 인식되어 아주 싫어하게 되어 있다. 상관이라고 해도 특별한 일이 아니면 충고나 조언은 포기하는 것이 마음 편하다. 이는 일의 진전에 장애만 될 뿐이기 때문이다. 시킬 일이 있을 때 그의 견해를 먼저 물어보는 것이 효과적일 때도 있다. 상관이 자신의 능력을 인정해 준다는 표현이 그의 최선을 유도해 낼 수도 있기 때문이다.

상관으로서 그가 가지지 못한 자신의 장점과 능력을 보여주는 것도 그의 호감을 얻는 좋은 방법이다. 가끔은 그의 능력이나 주장을 슬쩍 무시해 버리는 것이 효과적일 때도 있다. 그렇다고 여러 사람 앞에서 그를 노골적으로 무시해서는 안 된다.

태양인 부하는 출세욕도 대단하다. 그는 무엇보다도 자신의 능력으로 출세하려 한다. 동료를 모함하거나 정도가 아닌 방법으로 출세하려는 비겁함은 없다. 그의 출세욕을 활용하여 그의 능력을 계발하고 분발케 하는 것도 조직 발전을 위해서는 시도해 볼만한 방법이다. 그러나 이때는 반드시 정당성이 있어야 한다. 상관이 자신을 이용한다는 인식을 갖게 되면 엄청난 대가를 치러야 할 것이다.

태양인 부하를 여럿이 협력하여 해야 하는 일에 투입할 때는 관심을 가지고 지도하고 관리해야 한다. 툭하면 자신의 역할은 제대로 하지 않으면서 동료들 탓만 하여 일을 마치기도 전에 조직 내에 분란만 야기할 수도 있기 때문이다. 반면에 그는 자기가 하는 일이 옳다고 인식이 되면 물러섬이 없이 강력하게 밀고 나가는 경향이 강하다. 그러한 추진력은 자신이 능력이 있다고 생각하기 때문이다. 그러나 상관의 입장에서 그의 판단이 잘못이라고 생각된다면 왜 잘못인지 분명한 이유나 근거를 가지고 논리적으로 정리하여 설득한다면 효과를 거둘 수 있을 것이다.

태양인 부하는 운동에는 재능도 관심도 없다. 반면에 예능계통 특히 음악에는 소질이 있다. 그는 인기에 영합하는 활동이나 운동 잘하는 것을 그렇게 가치 있게 평가하지 않는다. 그의 흥미를 유발시키는 주제는 두뇌활동에 해당하는 과학이나 역사 · 예술 · 철학 관련 소재들이다. 그래서 그는 생각이외의 취미활동에 관심이 있을 수 있다. 그가 좋아하는 활동에 관심을 가져보아라. 그와 쉽게 가까워질 수도 있을 것이다.

그는 사람을 깊이 생각하지 않고 외모나 느낌으로 평가하는 경향이 강하다. 그에게는 상관으로서 올바르고 강직하며 적극적이고 매사에 자신감 있는 인상을 줄 때 높은 점수를 받을 수 있다.

태양인 부하는 목욕을 즐기거나 오래하지 않는다. 태양인 부하는 말도 거침없이 잘하는 편이다. 자기의 의사를 분명히 펼친다. 자기의 주장이 옳다고 강하게 우길 때는 그렇게 중요한 것이 아니라면 자신이 그의 상관일지라도 아예 논쟁을 피하는 것이 상책이다. 상관이라고 해도 봉변을 당할 수도 있으며 예상치 못한 경우를 겪을 수 있기 때문이다.

그는 식성이 그리 까다롭지 않은 편이어서 좋다. 서늘하고 담백한 음식을 좋아한다. 그와 식사를 하게 된다면 자극적이거나 기름진 음식은 피하고 야채가 많이 포함된 음식이 좋다.

태양인 부하에게는 일반적으로 기획이나 연구직, 혹은 성과 위주의 업무를 맡기는 게 바람직하다. 팀워크 체질이라기보다는 개인플레이 체질이기 때문이다. 출세욕이 강하고 능력이 뛰어난 태양인 부하를 효과적으로 지휘하고 관리하기 위해서는 우선 상관 자신도 뛰어난 능력을 구비하기 위해 부단히 노력해야 한다. 그리고 상관으로서 넓은 포용력을 발휘하여 그의 능력을 진심으로 인정해 줄줄도 알아야 한다. 그가 제안한 좋은 아이디어 역시 기꺼이 수용할 수도 있어야 한다. 물론 그가 이룩한 업적에 대해서는 그 성과를 높이 평가하고 칭찬도 아끼지 말아야 함은 말할 것도 없다.

나. 태음인

태음인 부하는 성취욕이 강하여 일을 시키는 대로 군말 없이 잘하는 편이다. 어려운 일을 맡겨도 차분히 끈기 있게 잘 해낸다. 성실하고 매너도 좋다. 상관의 입장에서는 부하 중에서 가장 신뢰할 수 있는 타입이다. 그러나 반응이 늦고 행동이 둔한 편이다. 긴급을 요하는 일을 맡기면 답답할 때가 있다. 상관의 마음이 조급하건 말건 신중히 생각해 가며 일을 하는 타입이기 때문이다. 상관이 줄담배를 태우며 애태우다가 "그 일, 어떻게 됐어?"하고 물으면 태연히 "아직 덜 됐는데요!" 하기 일쑤다. 호통을 친다고 해도 별 효과가 없다. 그렇다고 게으름을 피우는 것은 아니다. 누가 보아도 같은 생각이 들 정도로 열심히 일한다. 다만 결과가 좀 늦게 나타날 뿐이다. 그래서 태음인 부하에게는 긴급을 요하는 일을 가급적 맡기지 않는 것이 좋다. 순간적인 재치나 빠른 판단력이 요구되는 일도 그다지 적합하지 않다. 그런 일은 소양인 부하에게 맡기면 된다. 대신 태음인 부하에게는 신중을 기해야 하는 일이나 장기간 끈기와 집념을 가지고 해야 하는 일, 승부근성이 필요한 일을 맡기는 것이 좋다.

태음인 부하는 상관을 충성으로 섬기는 유형이다. 개인적으로 도움이 필요하여 부탁해도 상관에게는 진심으로 도움을 줄 수 있는 부하이다. 반면에 상관이 자신을 도와줄 수 있는 위치에 있었음에도 도움을 주지 않았을 때는 그만큼 더 섭섭해 한다. 그에게 도움을 청할 때는 이것을 도와주면 무엇을 해주겠다는 식의 조건을 달아서는 안 된다. 부하라고 해도 자신의 목적한 바를 달성하기 위해서는 상관 모르게 뒤에서 일을 꾸밀 수도 있다는 것을 염두에 두고 상대해야 한다. 생각이 깊어 신중은 하나 배우는 것은 좋아하지 않는다. 사람에 대한 관찰력이 뛰어나 사람들을 움직여 일을 꾸미는 데 능하다. 물욕이 큰 편이라 명리보다는 실속을 중시한다. 자기가 즐기고 좋아하는 일에 빠지는 경향이 강하다. 사고로 연결될 수도 있으니 상관으로서 필요하다면 올바른 길로 가도록 유도해야 한다.

태음인 부하는 대체로 여유가 있다. 너그러우며 고상하다. 때로는 자기의 주장만을 옳다고 고집하며 음흉하기도 하다. 그에게는 부지런하다는 인상을 주어서 그의 선천적인 게으름을 스스로 경계토록 해야 한다. 지연이나 학연을 중시하기 때문에 자신과 경쟁상대가 태음인 부하와 같은 지역이거나 학교 동문일 때는 그에게 자기의 속내를 안 보이는 것이 좋다. 집안일을 우선시하는 성향이 강하기 때문에 집안에 일이 있을 때 배려해주면 호감을 얻을 수 있다.

사람들을 움직여 대사를 도모하는데 뛰어나다. 큰일을 도모하려 할 때는 태음인 부하의 사려 깊은 신중함, 이해를 헤아리고 필요한 사람을 동원하는 능력 · 과묵함 · 끈기 등을 활용하면 성과를 거둘 수 있다. 가끔 주책없는 행동이나 옹고집을 부려도 큰 문제가 없을 때는 그냥 넘어가 주는 것이 좋다. 상관의 지시에 대체로 순응하는 편이면서도 간혹 자신의 주장이 옳다고 생각될 때는 끝까지 고집할 때도 있다. 그럴 때는 그야말로 "황소고집"이다. 이때 그의 주장을 한마디로 일축해 버리거나 무시해 버리는 것은 좋지 않다. 그는 물러서지 않고 끈질기게 자기주장을 되풀이 할 것이고 마지못해 그냥 물러서더라도 큰 반감을 마음속에 품을 가능성이 있다. 그의 주장을 끝까지 경청한 다음 옳다고 생각되면 기꺼이 받아들여라. 만약 틀렸다고 생각되면 차분한 어조로 설득해 보아라! 효과를 거둘 수 있을 것이다.

태음인 부하는 일을 함에 있어 신중하다 못해 지나치게 조심하는 타입이다. 지나치게 조심하는 마음은 특히 자기가 하는 일에 자신이 없을 때 나타난다. 그에게 일을 시킬 때는 일에 대한 그의 자신감 유무를 확인할 필요가 있다. 자신이 없다고 할 때는 그가 자신감을 갖지 못하는 원인을 찾아서 자신감을 갖도록 설득을 하든지 아니면 다른 부하에게 시키는 것이 좋다. 자기 하는 일에 자신이 없을 때는 겁심이 발동하여 일을 추진하는 과정에 장애를 받을 수도 있기 때문이다. 그는 일반적으로 현실에 안주하기를 좋아한다. 그래서 보수적인 성격의 소유자가 많다. 예의범절이 바르나 속으로는 재화를 탐한다. 자신은 부하로서 진심으로 대우받기를 원하면서 상관에게는 진심으로 대우를 해주지 않는 무례함이 있을 수도 있다. 이를 염두에 두어야 한다. 자기 것에 대한 애착이 강하다. 미리 계획한 집안일이 있을 때에는 조직에서 그것과 상충되는 상황이 발생한다 해도 몰라라 하는 경향이 강하다. 이를 명심해야 그와 충돌을 예방할 수 있다.

태음인 부하는 의젓하고 느긋하며 침착한 편이다. 조용하고 차분하다. 끈기 있고 우직하며 자신의 일에 충실하다. 자기가 맡은 일은 일단 시작을 했다고 하면 다소의 어려움이 있더라도 포기하지 않고 성사시키는 타입이다. 그가 일할 때에는 강한 집중력으로 밀고 나가기 때문에 일하는 중간에 자주 감시하고 확인하는 것보다는 그를 믿고 쓸데없이 방해하지 않는 것이 좋다. 자신의 일이 제일 중요하다고 생각하는 편벽함도 있으니 때로는 그것에 동조하는 칭찬도 그의 의욕을 북돋우는 방법일 수 있다. 그의 기상이 너그러워 보이고 의젓하다고 그를 너무 믿지는 마라. 특히 태음인 부하의 마음속에 무엇이 들어 있는지는 본인이외는 누구도 알 수 없는 음험함이 있다. 태음인 부하가 조용하지 못하고 움직일 때는 분명히 본인의 지혜가 부족하거나 자기에게 불리한 환경일 경우이다. 이때는 경계할 필요가 있다.

태음인 부하는 호흡기 질환과 당뇨·고혈압·비만 등 성인병에 약하다. 음식은 따뜻하고 기름진 고단백 음식을 탐한다. 그에게 그럴듯한 대우를 받았다는 소리를 들으려면 따뜻한 성질의 육류나 수·해산물이 좋다. 그는 땀을 많이 흘리는 운동과 목욕·사우나를 좋아한다. 선천적으로 과묵한 성격이기 때문에 말이 없다고 무엇인가 불만이 있는 것 아닌가하는 우려는 하지 않아도 된다.

그는 충고나 조언을 아주 싫어한다. 가급적 조언이나 충고는 하지 않는 것이 좋다. 오히려 역효과만 날 수 있다. 음악에 대해 소질이 없어 음악회나 노래방 같은 곳에 가는 것을 좋아하지 않는다. 하는 일에 자신감이 부족할 때는 생각 외로 소심한 면이 있다. 그는 운동에 재능이 있어 못하는 운동이 없고 운동이라면 무엇이든지 좋아 한다.

태음인 부하는 밖에서 쟁취하는 것보다 안에서 자기가 가지고 있는 것부터 지키려 하는 성향이 강하다. 일반적으로 자기가 속한 사회나 조직에서 동료들에게 한턱 쏘는 일은 거의 없다. 근본적으로 밖에서 봉사하고 이웃에게 베푸는데 인색하다. 그는 재물을 무엇보다 좋아하는 편이고 삶의 가치로 생각한다. 그와 가까워지기 위해서는 그의 주장을 끝까지 들어 주어라. 그의 주장에 동조도 해주며 필요시 인정해주면 된다. 상관이라고 해서 그의 주장이 조리도 없고 논리적이지 못하다고 도중에 묵살하거나 말을 제지해버리는 것은 좋지 않다. 그럴 경우 그 자신은 나름대로 신념을 갖고 얘기하는 것이기 때문에 몹시 기분 나빠하게 되어 있다. 아무리 부하라고 해도 최소한의 인격적인 대우를 해준다는 차원에서도 절대 그렇지 않도록 주의해야 한다.

다. 소양인

소양인 부하는 조직 내에서 항상 명랑하고 매사에 협조적이다. 구김이 없고 솔직하여 사람들이 모두 좋아하는 타입이다. 대부분이 꺼리는 일에 앞장서는 것도 역시 소양인 부하이다. 화기애애한 직장 분위기를 만드는 데에도 단연 소양인 부하가 으뜸이다. 보통은 상사로부터 호된 꾸지람을 듣고도 돌아서면 빙그레 웃기 일쑤다. 그리고 잊어버린다. 인간적으로 꽤 호감이 가는 부하라고 할 수 있다. 반면 실수가 많은 편이다. 자신 있다고 큰 소리를 쳐서 일을 맡기면 기대에 못 미치는 경우가 많다. 때로는 일을 엉망으로 그르치거나 터무니없는 실수를 저질러 상관을 당황하게 만들기도 한다. 소양인 부하에게는 순간적인 재치와 민첩함이나 사교성이 많이 요구되는 일을 맡기면 뛰어난 능력을 발휘할 것이다.

소양인 부하는 사람은 공평하다는 인식이 강하다. 성격이 강하여 상관이 사람들을 공평하게 대하지 않고 사회적 신분이나 빈부에 따라 차등을 두고 대한다고 생각되면 마음속으로 인간 이하로 격멸한다. 그러한 인식이 그에게 박혔다면 평생 고치기가 어려울 정도로 강한 성격이다. 소양인 부하에게 그러한 인상을 주었다면 그로부터 존경을 받는 것은 포기하는 것이 좋다. 그에게 자신의 상관이 실력이나 명분보다는 인척이나 지연·학연에 따라 인사관리 한다고 생각이 되었다면 역시 마찬가지 결과를 초래할 것이다. 상관일지라도 사람들 앞에서 공공연히 혹독한 비판을 거침없이 뱉어 낼 것이다. 평생을 그 부하로부터는 그러한 평가를 받는다고 생각해야 할 것이다. 그에게는 상관일지라도 옳지 않은 일을 하게 되면 엄청난 저항에 부딪치게 된다는 사실을 명심할 필요가 있다.

소양인 부하는 평소 예의범절이 밝아서 상관에게는 화를 잘 내지 않고 나름대로 인내를 하는 편이다. 그러나 화를 내게 되면 몹시 흥분하여 때로는 상관의 지시에도 정면으로 거부하거나 반발하기도 한다. 도저히 참을 수 없다고 생각될 때에는 미련 없이 사표를 내기도 한다. 그러한 성향은 소양인의 다혈질적인 기질 탓이기도 하지만 그 보다는 상관의 지시가 부당하다고 느끼거나 자신이나 동료가 억울하다고 생각될 때 마음속에서 치솟는 의분(정의감) 때문이다. 소양인의 흥분은 불꽃처럼 확 피어올랐다가도 쉽게 가라앉는다. 자신이 잘못 알고 화를 냈을 경우에는 서슴없이 사과하고 미안해한다. 엄청난 반발에 비해 뒤끝은 깨끗하다.

소양인 부하는 인정에 약하다. 칭찬을 들으면 더욱 분발하는 성격이기도 하다. 의리가 강해서 그의 상관으로서 약속과 의리를 지키는 배려가 그를 진심으로 따르는 부하로 만드는 제일 좋은 방법이다. 상관과 인간적으로 통하면 절대로 배신하지 않는다. 소양인 부하는 상관이 인격적인 결함만 없다면 평소 따뜻하게 대해 주고 다소 기분만 맞춰주면 무리 없이 이끌어 나갈 수 있다. 책임감이 강하여 일을 신뢰하고 맡기면 꾀를 부리지 않고 할 수 있는데까지 열심히 하는 타입이다. 솔직담백한 성격이라 소양인 부하가 잘못을 했을 때는 진심어린 사랑으로 지적을 해주면 크게 고맙게 생각하고 수용할 것이다. 자기 잘못을 시정함은 물론 그러한 상관에게는 평생 감사해 하고 존경할 것이다.

소양인 부하는 무엇을 꼼꼼하게 따지거나 이해타산에 밝은 것을 좋아하지 않는다. 어떤 일을 착수하는데 어려워하지 않는다. 주저주저하다 세월 보내는 스타일이 아니다. 소양인 부하가 일을 책임지고 시작할 때는 만약의 경우를 대비하여 반드시 한번은 꼼꼼하게 검토해 보는 것이 좋다. 자세하고 세밀하게 검토는 하되 믿지 못하는 인상이나 과도한 참견은 아주 싫어하니 유의해야 한다. 소양인 부하는 마음이 넓고 사람들에게 공평하게 대한다. 예절이 밝아 사람들과의 교제가 뛰어나다. 지혜로운 상관을 몹시 좋아하고 존경한다. 집안일보다는 밖에 일을 우선시한다. 사실 이상으로 과장하는 허세가 있고 스스로 자신을 미화하는 경향이 강하다. 그래서 상관으로서 그의 능력을 진심으로 인정해 주고 칭찬을 해주게 되면 그의 열정을 불러일으킬 수도 있을 것이다.

소양인 부하는 자기가 맡은 일을 끝낼 때까지 제대로 할 수 있을까 하고 우려하는 마음을 늘 가지고 있다. 책임감이 강한 탓이다. 그래서 상관이 일을 진행하는 과정에서 관심을 표명해줌으로써 자신감을 심어주면 좋다. 그런데 문제들이 꼬여서 일이 잘 안 풀리게 되면 심리적으로 불안하게 되어 일에 몰두하지 못하고 절도가 없게 된다. 이때는 문제에 대한 해결책을 함께 찾아서 해결할 수 있도록 해야 한다.

소양인 부하는 선천적으로 자기 잘못을 부끄럽게 생각하고 남의 의롭지 않은 것을 미워하는 마음이 강하다. 자신의 의롭지 않은 언행에 대해서 지적을 받게 되면 크게 부끄러워하는 타입이다. 그가 잘못한 것에 대해서는 조용히 충고를 해주면 고맙게 생각하고 바로 시정을 할 것이다. 남의 언행에 대해서도 의롭지 않다고 생각이 되면 참지 못하는 성격임을 알아야 한다. 소양인 부하는 명예심이 강하기 때문에 아무리 큰 잘못을 했다 해도 최소한으로 그의 명예심만은 존중해 줄 필요가 있다. 그것이 그의 진정한 반성을 유도하는 길이다.

소양인 부하는 책임감이 강하고 적극적인 성격이다. 일을 시킬 때는 세심하고 꼼꼼하게 따지는 것보다는 큰 골격과 지침만 주고 세세한 것은 알아서 하라는 식의 지시가 효과적이다. 예를 들면 "A라는 일을 B방향으로 C일까지 완료하고 보고하라!"는 식이 미주알고주알 식의 지시보다 낫다는 것이다. 소양인 부하는 누구보다도 상관이 자기의 능력을 믿고 맡길 때 일하는 보람과 자기 능력에 대한 자부심을 더욱 갖기 때문이다. 명예와 희생과 같이 고상한 가치를 중시한다. 아무리 상관이라 해도 수단과 방법을 가리지 않고 출세를 하려 한다거나 돈을 벌겠다는 생각을 가지고 있다고 느끼게 되면 마음속으로 아주 낮게 평가한다. 부하들을 자신의 출세에 이용한다고 생각하게 되면 아주 큰 저항도 마다하지 않을 것이다. 소양인 부하들에게는 은연중에라도 그러한 인상을 주어서는 안 된다. 소양인 부하는 출세를 하기 위해 비겁한 방법을 동원하거나 모사를 꾸미지 못한다. 더욱이 자기 동료들을 음해하는 일은 하지 못한다고 생각하면 틀림없다.

소양인 부하는 운동에 재주가 없다보니 운동에 별로 관심이 없다. 적극적인 성격이다 보니 상관이 원하면 열심히 참여는 한다. 운동을 자주하거나 운동에 관심이 지나치면 마음속으로 한심한 상관으로 얕잡아 볼 수도 있으니 참고할 필요가 있다. 그는 이렇게 운동할 시간이 있으면 그 시간에 일을 하는 것이 낫다고 생각하는 타입이다.

소양인 부하는 의외로 대식가가 많다. 음이나 색감을 활용하는 예술적 감각이 있다. 재물에 별로 욕심이 없는 것이 특색이다. 청렴결백이 요구되는 자리에는 소양인 부하가 적임자이다. 그에게 명예를 강조하고 믿음으로서 일을 맡기면 어떠한 유혹도 물리치고 큰 탈 없이 소임을 완수할 것이다. 소양인 부하는 물어봄에는 능하나 분별함에는 능하지 못하다. 하나하나 의문을 풀어가면서 문제를 해결해 나가는 새로운 분야의 연구업무에 적임자라 할 수 있다. 반면에 하나하나 이해를 꼼꼼하게 분별해가면서 문제를 해결해 나가는 회계업무와 같은 종류의 일에는 적임자라 할 수 없다. 참고할만한 사항이다.

소양인 부하는 매사를 직접 확인한 결과나 분명한 근거보다는 평소 자신의 견해나 선입관에 의해 단정적으로 판단하는 성격이다. 그러면서도 자기의 판단이 옳다고 굳게 믿는다. 소양인 부하가 사실을 잘못알고 사실인양 주장을 할 때는 논쟁하지 말고 정확한 자료나 근거를 가지고 설명하면 생각보다 쉽게 이해시킬 수 있을 것이다.

소양인 부하와는 목욕이나 사우나, 찜질방에 같이 가지 않는 것이 좋다. 그가 좋아하지 않기 때문이다. 말은 재치와 유머가 있고 재미있게 잘하는 편이며, 시비 관련 논쟁이나 비판을 좋아하여 말하면서 흥분도 잘한다. 자기는 상관에게 실컷 하고 싶은 말을 해놓고 상관의 말에는 감히 관심도 표명하지 않아 불쾌한 경우를 당할 수도 있다. 그러려니 생각하는 것이 마음 편하다.

소양인 부하에게는 제 3자가 알게 되면 좋지 않은 이야기는 안하는 것이 좋다. 체질특성상 고의적으로 말을 옮기는 경우는 드물다. 하지만 말이 많다보니 다른 이야기를 하는 중에 무심코 그 말을 인용하는 경우가 있을 수 있다. 그렇게 되면 본의 아니게 그 사실이 퍼져 나갈 수도 있기 때문이다. 소양인 부하는 당신이 없는 자리에서 그와 당신이 달리하는 생각이나 인식에 대해서, 또는 당신에게서 나쁜 점이라고 생각하고 있는 것에 대해서는 비난도 거침없이 할 수 있다는 사실을 알고 있어야 한다. 그래야 나중에 실망하지 않을 수 있다.

소양인 부하에게는 사소한 것이라도 상관으로서 약속을 지키지 않았거나 상관으로서 도리를 지키지 않은 것이 있다면 즉시 해명이나 사과를 해주고 앙금을 푸는 것이 좋다. 그렇지 않으면 오래오래 잊지 않고 섭섭해 할 것이다. 소양인 부하는 옷차림이 개성적이면서도 잘 어울리는 타입이다. 차고 담백한 음식을 좋아 한다. 입맛이 까다롭지 않고 격식보다는 푸짐한 차림을 좋아한다. 기름진 육류보다는 서민풍의 담백한 채소류가 많이 가미된 음식을 좋아 한다. 소양인 부하에게는 생고기 구이나 한식이나 일식의 음식점에 갈 것을 제안하면 무난하다. 술은 체질적으로 받지 않는다. 술은 마셨다하면 그 속도가 빠르며 빨리 취하고 빨리 깬다. 어쩔 수 없어 술자리에 끼는 형이다. 술에 약한 소양인 부하에게 술을 너무 강권해서는 안 된다. 그가 원하지 않는 것을 고집해서도 안 된다. 상관이라고 해도 때로는 강하게 반발할 수도 있다. 잘못하면 망신을 당할 수도 있으니 조심해야 한다. 특히 그가 많이 취했을 때 2차는 삼가는 것이 좋다.

라. 소음인

소음인 부하는 이해에 밝다. 상관에게 까지도 속으로는 이해를 따져보고 예우를 한다고 생각하면 틀림이 없다. 사람들이 서로간의 이해에 따라 보호해주고 이끌어주는 것은 당연하다고 생각한다. 그래서 능력이전에 지연 · 학연 · 근무연 등을 따져서 끌어주고 보호해 주는 것을 당연한 것이라고 생각한다. 사고가 자기중심적이다. 자기와 인연이 있거나, 과거에 자기에게 도움을 받은 사람이 자신을 도와주지 않을 때 원망이 크다. 소음인 부하는 태음인 부하와 같이 비교적 군말 없이 상관이 시키는 대로 일을 잘하는 편이다. 상관의 지시에 반대 의견이나 자기주장을 별로 내세우지 않고 고분고분 따르기 때문에 부하로서는 적임자인 것처럼 보인다. 그것은 현 위치에서 이해를 따져 볼 때 자기가 부하로서 상관의 비위를 거스르지 않는 것이 가장 이득이 크다는 것을 그가 알고 있기 때문이다.

그러나 그는 상관에게 큰 불만이 있게 되면 돌아서서 비난하거나 간계를 써서 상관을 궁지에 빠뜨릴 수도 있는 성품의 소유자란 사실을 염두에 두어야 한다. 때로는 은밀히 다가와 다른 사람의 잘못을 속삭이기도 한다. 그런 경우에 그의 말을 크게 귀담아 듣지 말아야 한다. 성품이 부정적으로 형성된 경우에는 상관에게 자신을 잘 보이기 위해 남을 깎아 내리는 비방쯤은 언제나 할 수 있는 특성을 가지고 있기 때문이다.

소음인 부하는 모습이 깔끔하고 단정하다. 상관에게도 자신의 약점을 보이는 것을 무척 싫어한다. 혹시 발생할 수도 있는 실수를 우려하여 여러 사람 속에 있어도 두드러지게 나타나는 것도 좋아하지 않는다. 사람들과의 교제는 자기와의 연관된 이해 정도에 따라 차등을 두고 하려 한다. 소음인 부하는 자기 동료들과 조그마한 일에도 경쟁심을 가지고 다투며 양보하려 하지 않는다. 좋아하는 사람들과만 교류를 하려 한다. 이를 염두에 두고 대처하면 실수를 줄일 수 있다. 평소 기억에도 잘 없는 소음인 부하가 자신에게 접근해 올 때는 무엇인가 상호 교환이 가능한 이해관계가 있다고 생각하면 틀림없다.

일반적으로 소음인 부하는 직장에서 예의도 바르고 순박해 보이며 겸손해 보인다. 하지만 내심 자신의 경쟁상대인 동료에 대해서는 사소한 일에 이르기까지 질투하는 마음이 크다는 것을 알아야 한다. 소음인 부하 앞에서는 그가 경쟁상대라고 생각하는 다른 부하에 대한 칭찬은 절대 자제하는 것이 좋다. 그리고 그에게 조심해야 할 것 중에 한 가지는 여러 사람이 보는 앞에서 야단을 쳐서는 안 된다는 것이다. 아무리 화가 나더라도 그의 자존심을 상하게 하는 언동 또한 삼가 해야 한다. 그는 소심하고 자존심이 강하여 조그마한 꾸지람도 크게 받아들인다. 뿐만 아니라 심한 경우에는 적의까지 품을 수 있는 성격의 소유자이기 때문이다.

소음인 부하는 밖에 일보다는 집안일을 중요시한다. 앞에 나서서 하는 일보다 뒤에서 여럿이 함께 섞여서 하는 일을 좋아 한다. 사람들 앞에 폿대 내는 것을 싫어한다. 소극적이고 내성적이며 책임감이 강하지 않은 편이다. 남의 뒤에 숨어 앞에 나서는 것을 기피하고 어색해하며 두려워한다. 소음인 부하는 여성다움으로 대변이 되고 폐쇄적 성격의 소유자이다. 그래서 상관의 입장에서 인재를 육성한다는 차원에서 칭찬과 격려, 관심을 가지고 소음인 부하의 소극적이며 내성적인 성격을 외향적이고 적극적이며 책임감이 강한 성격으로 고쳐주는 노력도 때로는 필요하다고 본다. 반면에 그는 생각이 치밀하고 침착하다. 꼼꼼하게 따져보고 판단하는 이성적인 성격의 소유자이다. 그러다보니 대외적으로 대인관계는 능숙하지 못한 편이다. 그는 밖에서 사람들과 부딪히면서 하는 일은 적합하지 않다. 조용히 혼자 앉아서 하는 섬세함이나 치밀함이 요구되는 일들을 맡기는 것이 좋다.

소음인 부하는 마음이 모나지 않고 평탄하다. 사람을 잘 위로하고 따르게 한다. 사람의 능력 유무를 잘 구별하고 여러 가지 잔재주가 많은 편이다. 반면에 조그만 일에도 경쟁심리가 발동하여 동료를 질투한다. 현실적인 이해에 따라 사람들을 대하기 때문에 대인관계가 원만하지 못하다. 자기에게 이득이 되는 일을 우선시하고 마땅히 해야 할 일에 대해서는 소홀히 하는 경향이 있다. 이를 경계하여 관리해야 한다. 그에게는 직장에서의 불만이나 자기 마음속에 가지고 있는 의중은 절대 말하지 않는 것이 좋다. 당장에는 자기가 상관이니까 별탈이 있을 수 없으나 자기와의 이해가 끝났다고 생각이 될 때는 자기에게 유리한 쪽으로 활용할 수도 있기 때문이다.

소음인 부하는 선천적으로 손해를 보지 않으려는 마음이 강하다. 성격은 세심하고 소심하여 사소한 일 가지고도 조바심하고 불안해한다. 불안한 마음이 들면 음식을 잘 먹지도 못한다. 먹었다 해도 소화를 시키지 못하고 답답해한다. 옳고 그름을 분별하는 것은 중요시한다. 하지만 자기 잘못에 대해 부끄러워하고 남의 옳지 않은 것에 대해 혐오하는 것은 별로 중요하게 생각하지 않는다. 자신의 잘못을 부끄러워하고 남의 옳지 않은 것을 혐오한다고 마음만 피곤할 뿐이지 현실적으로 얻을 수 있는 것은 없다는 사고가 마음 저변에 자리 잡고 있기 때문이다. 괜히 손해만 볼 뿐이라는 생각이 잠재해 있는 것이다. 소음인 부하는 직장에서 동료나 상관의 옳지 않은 일에 절대 반기를 들고 나서지 않는다. 뿐만 아니라 동료나 상관이 도움이 필요할 때나 회사 발전을 위해 제안이 필요할 때에도 자기에게 무슨 이득이 없는 한 절대로 선 듯 나서지 않는다. 그러다보니 자신의 몸을 너무 사린다는 비난을 받기도 한다.

그러면서 마음속으로는 항상 능력 이상의 지위를 원한다. 자기는 큰 보답을 바라면서 남에게 대우는 박절하다. 자신보다 앞에 나서서 열심히 노력하는 동료들에 대해 투기심도 강하다. 무슨 일이든 막연한 추측이나 예측보다는 자신이 직접 접해서 확인한 후에나 신뢰하는 경향이 강하다. 항상 현실적인 이해를 따지는 습성이 있기 때문이다. 소음인 부하를 이해하는데 참고할만한 사항들이다.

소음인 부하는 온화하며 깔끔하고 순해 보인다. 여성의 경우는 애교가 있어 보인다. 현 위치나 상황을 고수하려는 경향이 강하다. 매사 분별하는 능력은 탁월하나 의문 사항에 대해 물어보는 능력은 신통치 않다. 그래서 대외적으로 활동하면서 연구조사가 필요한 일들은 그에게 적합하지가 않다. 대체로 상관에게는 싹싹하고 부하에게는 곱창[38]인 사람 중에는 소음인들이 많은 편이다.

소음인 부하는 운동신경이 발달한 반면 음이나 색에 대한 예술적 감각이 상대적으로 둔하다. 그는 노래방이나 미술관에 가는 것보다 운동하는 것을 선호한다. 목욕이나 사우나는 길게 하지 않는 편이다. 말은 조용하며 침착하고 조리가 있어 흠을 잡을 수 없을 정도이다. 논리가 정연하고 정중하여 상대방을 차분히 설득하는 스타일이다. 여러 사람 앞에 나서서는 말을 잘 못하는 편이다. 하지만 대화나 토론 중에는 자신의 주장을 끝까지 고집하는 타입이다. 특히 자신의 자존심이나 이해에 반할 때는 굽히려 하지 않는다. 그래서 소음인 부하를 이해가 첨예한 주제에 대해 협상을 하게 하면 효과적이다. 사고가 논리적이다 보니 논리 이전에 감정적으로 따지는 상대방에게는 크게 효과를 거둘 수도 있을 것이다.

소음인 부하는 유행에 민감하다. 고상하고 세련된 옷차림을 좋아한다. 미각이 발달한 반면 위 기능이 약하여 음식을 많이 먹지 못한다. 음식 투정이 심한 편이다. 음식은 온성과 열성식품이 적합하다. 그와 식사를 하게 된다면 너무 기름지지도 않고 담백하지도 않은 온성이나 열성의 고단백 음식을 선택하는 것이 효과적이다. 물론 음식점은 무드가 있고 깨끗하며 정갈하게 음식을 제공하는 곳이 좋다.

주량을 크지 않으나 대체로 술을 좋아하여 즐기는 편이다. 양이 적은 독한 술을 좋아한다. 술자리를 즐기며 길게 끌고 가는 타입이다. 그러다보니 먹었다 하면 과음하기가 쉽다. 평소에 말이 없다가도 술이 들어가면 말이 많아지

---

38) 사전적 의미는 소의 작은 창자이나 그 구불구불한 생김새를 빗대어 '마음 씀씀이가 고약한 상사나 선배'를 일컫는 대한민국 공군의 속어

고 흥분도 잘한다. 상관에게 감히 평소에 하지 못했던 이야기도 술 힘을 빌어서 잘하는 편이다. 소음인 부하가 많이 취한 것 같으면 가능한 빨리 술자리를 파하는 것이 최선이다. 그리고 그가 실수하지 않도록 상관으로서 책임을 지고 인도해야 함을 잊어서도 안 된다.

참고문헌

① 지규용,「格致藁譯解」, 영림사, 2001, 7~13쪽
② 김찬민/류순섭,「이제마 사상체질의학」, 아카데미 서적, 2002, 25쪽
③ 송일병,「알기 쉬운 사상의학」, 하나미디어, 1993
④ 지규용,「格致藁譯解」, 영림사, 2001
⑤ 김찬민/류순섭,「이제마 사상체질의학」, 아카데미 서적, 2002
⑥ 박대식,「格致藁」, 청계출판사, 2002
⑦ 지규용,「格致藁譯解」, 영림사, 2001
⑧ 김찬민/류순섭,「이제마 사상체질의학」, 아카데미 서적, 2002
⑨ 송일병,「알기 쉬운 사상의학」, 하나미디어, 1993
⑩ 박대식,「格致藁」, 청계출판사, 2002
⑪ 김찬민/류순섭,「이제마 사상체질의학」, 아카데미서적, 2002
⑫ 주희/김미영,「중용」, 홍익출판사, 1999
⑬ 황의동,「한국의 유학 사상」, 서광사, 1995
⑭ 권도원, '중환자와 채식',「빛과 소금」94-5월호
⑮ 김달래,「체질에 따라 약이 되는 음식」, 중앙생활사, 2001.

판권 사유
본 소

사상의학과 처세술

2008년 9월 25일 초판 1쇄 발행

저 자 : 신 보 현
발행인 : 김 중 영
발행처 : 오성출판사

서울시 영등포구 영등포동6가 147-7
TEL : (02) 2635-5667~8
FAX : (02) 835-5550

출판등록 : 1973년 3월 2일 제13-27호
ISBN : 978-89-7336-762-7
www.osungbook.com

값 12,000원